ポイントがよくわかる
シンプル歯科薬理学

編集委員
大浦 清
戸苅彰史
山﨑 純

永末書店

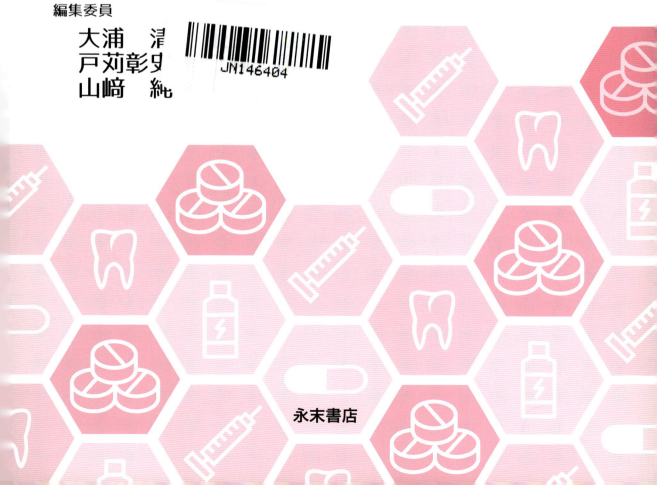

編集委員・執筆者一覧

編集委員

大浦　清	大阪歯科大学歯学部　薬理学講座　教授
坂上　宏	明海大学歯学部　病態診断治療学講座　薬理学分野　教授
戸苅彰史	愛知学院大学歯学部　薬理学講座　教授
二藤　彰	鶴見大学歯学部　薬理学講座　教授
山﨑　純	福岡歯科大学口腔歯学部　細胞分子生物学講座　分子機能制御学分野　教授

執筆

荒　敏昭	松本歯科大学　歯科薬理学講座　講師
今村泰弘	松本歯科大学　歯科薬理学講座　講師
内田邦敏	福岡歯科大学口腔歯学部　細胞分子生物学講座　分子機能制御学分野　講師
奥平准之	明海大学歯学部　病態診断治療学講座　薬理学分野　助教
笠原正貴	東京歯科大学　薬理学講座　教授
兼松　隆	広島大学大学院医歯薬保健学研究院　基礎生命科学部門　細胞分子薬理学　教授
小林真之	日本大学歯学部　薬理学講座　教授
小松浩一郎	鶴見大学歯学部　薬理学講座　准教授
近藤久貴	愛知学院大学歯学部　薬理学講座　講師
三枝　禎	日本大学松戸歯学部　薬理学講座　教授
十川紀夫	松本歯科大学　歯科薬理学講座　教授
髙見正道	昭和大学歯学部　歯科薬理学講座　教授
竹内　弘	九州歯科大学　口腔応用薬理学分野　教授
谷村明彦	北海道医療大学歯学部　口腔生物学系 薬理学分野　教授
筒井健夫	日本歯科大学生命歯学部　薬理学講座　教授
中島和久	鶴見大学歯学部　薬理学講座　講師
中西　博	九州大学大学院歯学研究院　口腔機能分子科学分野　教授
八田光世	福岡歯科大学口腔歯学部　細胞分子生物学講座　分子機能制御学分野　准教授
濱村和紀	愛知学院大学歯学部　薬理学講座　准教授
山脇洋輔	広島大学大学院医歯薬保健学研究院　基礎生命科学部門　細胞分子薬理学　助教

（50音順）

はじめに

　薬理学は未知の生命現象を解明していくという生命科学としての面と、ヒトの疾病の治療、予防、診断に用いるという健康科学の面をあわせもっています。また、薬理学は薬物を生体に与えた場合に生体が現す反応を研究する科学であり、臨床とも密接な関係をもち、ヒトの疾病の治療に最も必要とされる科学の1つであります。

　日々新しい薬物が次々と開発されてきています。それゆえ、学生諸君には最新の薬物の知識を積極的に学んでいってほしいと願っていますが、薬理学は薬の名前が数多く出てきて学ぶのは苦手だと思っている学生諸君の声を耳にすることがあります。

　本書では初めて薬理学を学ぶ学生諸君に対しても、またすでに薬理学を学修した学生諸君がCBTや歯科医師国家試験を前にしてもう一度復習するうえで、理解しやすいように、内容をまとめています。そして、歯科医師国家試験出題基準に準拠して、国家試験に頻出する項目や単語を重点的に掲載し国家試験にも対応した内容にしています。また、歯学教育モデル・コア・カリキュラムにも準拠してCBTにも十分対応できる内容にしています。

　4年生次のCBT、6年生次の国家試験の前に学生諸君が1週間程度で薬理学を効率よく学べ、また効果的に理解するために、覚えるべき重要事項や薬物を太字あるいは赤字で記載しています。説明はできるだけ箇条書きにするとともに、イラストや図表を多く用いて理解しやすいようにしています。

　各章の初めには覚えておきたいその章の「まとめ」を掲載しています。さらに、章の終わりに知識の整理が行えるよう練習問題を掲載しています。練習問題によって理解度を自分自身でチェックしてください。

　本書を有効に活用することにより薬理学の修得とともに、CBT、歯科医師国家試験にも役立つことを願っております。

　最後に本書の刊行に際し、多大のご支援とご協力をいただいた永末書店編集部 河原生典氏に厚くお礼申し上げます。

2017年1月

編者一同

目次

第Ⅰ部 薬理学総論

01 薬物療法と医療における薬物 …… 2
- 1 薬物療法 …… 2
  1）原因療法 2）対症療法 3）予防療法 4）補充療法
- 2 コンプライアンス …… 3
- 3 医薬品医療機器等法と医薬品の定義 …… 3
  1）医薬品、医療機器等の品質、有効性及び安全性の確保等に関する法律（医薬品医療機器等法：改正新薬事法） 2）医薬品の定義 3）生物由来製品の定義 4）医薬品等の安全対策
- 4 毒薬、劇薬、麻薬、向精神薬などの保管・管理 …… 4
  1）毒薬 2）劇薬 3）麻薬、向精神薬
- 5 日本薬局方 …… 5
  1）医薬品の保存と容器の種類
- 6 処方と処方せん …… 6
- 7 薬物の配合 …… 7
  1）配合不可 2）配合不適 3）配合注意
- 8 医薬品の開発（薬物の有効性と安全性の評価） …… 7
  1）薬効評価の段階 2）薬効の評価
- 練習問題

02 薬理学と薬理作用 …… 10
- 1 薬理学（薬力学、薬物動態学） …… 10
- 2 薬理作用の基本形式 …… 11
  1）興奮作用 2）抑制作用 3）補充作用 4）抗感染作用 5）刺激作用
- 3 薬理作用の分類 …… 12
  1）局所作用と全身作用 2）選択作用と一般作用 3）速効性作用と遅効性作用 4）一過性作用と持続性作用 5）直接作用（一次作用）と間接作用（二次作用） 6）中枢作用と末梢作用 7）主作用と副作用
- 4 薬理作用と用量 …… 13
  1）用量反応曲線（dose-response curve） 2）50%有効量（ED_{50}: Effective Dose）と 50%致死量（LD_{50}: Lethal Dose） 3）治療係数（therapeutic index）あるいは安全域（safety margin） 4）治療薬物モニタリング（TDM: Therapeutic Drug Monitoring）
- 練習問題

03 薬物の作用機序 …… 16
- 1 薬物の作用部位 …… 16
- 2 受容体に働く薬物 …… 16
  1）イオンチャネル内蔵型受容体を標的とする薬物 2）Gタンパク質共役型受容体（G protein-coupled receptor）を標的とする薬物 3）酵素共役型受容体 4）核内受容体
- 3 イオンチャネル・トランスポーターに働く薬物 …… 20
  1）電位依存性イオンチャネル 2）トランスポーター
- 4 酵素に働く薬物 …… 21
- 練習問題

04 薬物の適用方法 …… 23
- 1 局所適用と全身適用 …… 23
  1）局所適用 2）全身適用
- 2 経口適用と非経口適用 …… 23
  1）経口適用 2）非経口適用
- 3 ドラッグ・デリバリー・システム（DDS） …… 27
- 練習問題

05 薬物の体内動態 …… 29
- 1 薬物の吸収、分布、代謝、排泄（ADME） …… 29
  1）吸収 2）分布 3）代謝 4）排泄
- 2 薬物の血中濃度（生物学的半減期、生体利用率） …… 31
  1）生物学的半減期 2）生体利用率（生物学的利用能、バイオアベイラビリティ〈bioavailability〉）
- 練習問題

06 薬物の作用を規定する因子　33

1　生体感受性（年齢、性別、病因、心因性、遺伝性、投与時間など）　33
1）投与量　2）年齢　3）小児　4）高齢者　5）性別　6）妊婦　7）病因　8）心因性（プラセボ効果）　9）遺伝　10）個人差　11）種差　12）投与時間

2　薬物投与法、連用（耐性、蓄積、依存）、併用（協力、拮抗）　36
1）薬物投与方法　2）連用　3）耐性　4）脱感作・タキフィラキシー　5）蓄積　6）依存　7）併用　8）協力作用　9）拮抗作用

練習問題

07 薬物の副作用、有害作用、中毒および相互作用　39

1　薬物の副作用、有害作用　39

2　一般的副作用、有害作用の分類　40
1）薬物アレルギー（drug allergy）　2）造血臓器障害　3）肝障害　4）腎障害　5）中枢神経障害　6）その他

3　口腔領域における副作用、有害作用　42
1）歯肉増殖（gingival hypertrophy）　2）口腔乾燥（症）（xerostomia）　3）味覚障害　4）歯の形成不全と着色　5）顎骨壊死（ビスホスホネート関連）

4　中毒　43
1）急性中毒　2）慢性中毒　3）解毒薬

5　薬物相互作用　44
1）薬物の吸収過程における相互作用　2）薬物の分布過程における相互作用　3）薬物の代謝過程における相互作用　4）薬物の排泄過程での相互作用

練習問題

第Ⅱ部　一般薬理学各論

08 自律神経系に作用する薬物　48

1　交感神経系に作用する薬物　48
1）アドレナリン受容体アゴニスト　2）アドレナリン受容体アンタゴニスト　3）交感神経終末に作用する薬物

2　副交感神経系に作用する薬物　53
1）ムスカリン受容体アゴニスト　2）ムスカリン受容体アンタゴニスト　3）コリンエステラーゼ阻害薬（間接的コリン作用薬）　4）唾液腺に作用する薬物

3　自律神経節に作用する薬物　56

練習問題

09 中枢神経系に作用する薬物　58

1　催眠薬　58
1）ベンゾジアゼピン系催眠薬　2）バルビツール酸系催眠薬

2　神経症治療薬（抗不安薬）　60

3　中枢神経疾患治療薬　60
1）抗てんかん薬　2）パーキンソン病治療薬

4　精神疾患治療薬　63
1）統合失調症治療薬（精神安定薬）　2）うつ病治療薬

練習問題

10 呼吸器に作用する薬物　66

1　気管支喘息治療薬　66
1）気管支拡張薬　2）副腎皮質ステロイド薬（ステロイド性抗炎症薬）　3）抗アレルギー薬　4）気管支喘息を増悪する薬物

2　慢性閉塞性肺疾患（COPD）治療薬　67

3　鎮咳薬　68

4　去痰薬　68

練習問題

11 循環器に作用する薬物　69

1　高血圧治療薬（降圧薬）　69
1）カルシウム拮抗薬　2）アンジオテンシン変換酵素（ACE）阻害薬（ACEI）　3）アンジオテンシンⅡ受容体拮抗薬（ARB）　4）利尿薬　5）β遮断薬　6）$α_1$遮断薬

2　心不全治療薬　70
1）前負荷・後負荷軽減薬　2）強心薬

3　不整脈治療薬（抗不整脈薬）　72
1）Na^+チャネル抑制薬（クラスⅠ）　2）β受容体拮抗薬（クラスⅡ）　3）K^+チャネル抑制薬（クラスⅢ）　4）Ca^{2+}チャネル抑制薬（クラスⅣ）　5）その他

4 狭心症治療薬　72
1）硝酸薬　2）β受容体拮抗薬　3）カルシウム拮抗薬　4）冠血管拡張薬
練習問題

12 腎臓に作用する薬物　74
1 ループ利尿薬　74
2 チアジド（サイアザイド）系利尿薬　75
3 カリウム保持性利尿薬　75
1）抗アルドステロン薬（スピロノラクトンなど）　2）上皮 Na^+ チャネル阻害薬（トリアムテレンなど）
4 浸透圧利尿薬　75
練習問題

13 消化器系に作用する薬物　76
1 消化性潰瘍（胃・十二指腸潰瘍）治療薬　76
1）胃粘膜細胞と胃酸分泌調節機構　2）胃・十二指腸潰瘍とは　3）胃・十二指腸潰瘍の治療
練習問題

14 代謝系に作用する薬物　80
1 糖尿病治療薬　80
1）インスリン製剤　2）血糖降下薬
2 脂質異常症治療薬　81
1）ヒドロキシメチルグルタリル補酵素 A（HMG-CoA）還元酵素阻害薬（スタチン類）　2）フィブラート系薬　3）陰イオン交換樹脂　4）その他の薬物
3 高尿酸血症・痛風治療薬　82
1）尿酸降下薬　2）痛風発作治療薬
4 骨粗鬆症治療薬　82
1）骨代謝（骨リモデリング）　2）血中カルシウム濃度を調節する因子　3）骨粗鬆症治療薬
練習問題

15 免疫系に作用する薬物　86
1 免疫抑制薬　86
1）抗生物質　2）その他の薬物
2 免疫賦活薬　87
1）サイトカイン　2）その他の薬物
練習問題

第 III 部　歯科薬理学各論

16 麻酔に用いる薬物　90
1 全身麻酔薬　90
1）吸入麻酔薬　2）静脈麻酔薬
2 局所麻酔薬　94
1）局所麻酔薬の構造と種類　2）炎症時に局所麻酔薬が奏効しない理由　3）局所麻酔薬の全身への影響　4）局所麻酔薬による中毒に対する処置　5）血管収縮薬の併用
3 麻酔補助薬（筋弛緩薬、麻酔前投薬、鎮痛薬）　97
1）筋弛緩薬　2）麻酔前投薬（副交感神経遮断薬）
練習問題

17 消毒に用いる薬物　100
1 消毒薬は医薬品である　100
2 消毒方法　101
3 消毒薬の効果に影響する因子　101
4 患者に使用する医療器材のカテゴリー別消毒法　101
5 消毒薬の分類　101
6 消毒薬の適応範囲　102
7 取り扱い注意事項　103
8 保存法　103
練習問題

18 血液系に作用する薬物　105
1 止血の仕組み　105

    1）一次止血 2）二次止血 3）線溶系
  2 止血薬   106
    1）局所的に用いる止血薬 2）全身的に投与する止血薬
  3 抗血栓薬   108
    1）抗血小板薬 2）抗凝固薬 3）血栓溶解薬
  4 造血薬   110
  5 血液凝固に関わる検査値と薬物投与の影響   110
    練習問題

19 痛みに用いる薬物   112
  1 鎮痛薬   112
    1）上行性の経路（＝痛みを伝える） 2）高次中枢（＝痛み情報が伝わる） 3）下行性の経路（＝痛みの伝わりの抑制に関わる）
  2 麻薬性鎮痛薬と非麻薬性鎮痛薬・麻薬拮抗薬   113
    1）麻薬性鎮痛薬（Narcotic analgesics） 2）麻薬拮抗性鎮痛薬 3）麻薬拮抗薬
  3 解熱性鎮痛薬   116
    1）ピリン系 2）非ピリン系
  4 その他   117
    練習問題

20 炎症に用いる薬物   118
  1 炎症とケミカルメディエーター   118
    1）炎症（inflammation） 2）炎症のケミカルメディエーター（chemical mediators）
  2 抗炎症薬（anti-inflammatory drugs）   120
    1）副腎皮質ステロイド薬（ステロイド性抗炎症薬 SAIDs: Steroidal Anti-Inflammatory Drugs） 2）非ステロイド性抗炎症薬（NSAIDs: Non-Steroidal Anti-Inflammatory Drugs）
  3 抗アレルギー薬   124
    1）抗アレルギー薬 2）アレルギー反応 3）抗アレルギー薬の分類
    練習問題

21 感染症に用いる薬物   126
  1 抗菌性について   126
  2 抗菌薬の作用機序   126
  3 抗菌スペクトルと体内動態   127
  4 抗菌薬各論   128
  5 抗真菌薬   130
  6 抗結核薬   130
  7 抗ウイルス薬の分類とその特徴   131
    1）抗 DNA ウイルス薬 2）抗 RNA ウイルス薬
    練習問題

22 悪性腫瘍に用いる薬物   134
  1 悪性腫瘍薬の分類   134
    1）DNA に作用し障害を与える薬物 2）DNA 合成を阻害する薬物（代謝拮抗薬） 3）微小管機能を阻害する薬物 4）ホルモンに作用する薬物 5）癌組織標的分子に特異的に作用する薬物（分子標的治療薬）
  2 作用機序   135
    1）DNA に作用し障害を与える薬物 2）DNA 合成を阻害する薬物（代謝拮抗薬） 3）微小管機能を阻害する薬物 4）ホルモンに作用する薬物 5）癌組織標的分子に特異的に作用する薬物（分子標的治療薬）
  3 適応症   136
  4 耐性   137
    練習問題

23 緊急時に用いる薬物   138
  1 循環器系の偶発症に作用する薬物   138
    1）血管迷走神経反射 2）アナフィラキシーショック（anaphylactic shock） 3）血圧低下および心停止 4）術中高血圧 5）不整脈 6）狭心症発作 7）脳梗塞発作および心筋梗塞発作
  2 呼吸器系の偶発症に作用する薬物   140
    1）過換気症候群 2）気管支喘息 3）呼吸抑制
  3 血液系の偶発症に作用する薬物   140
    1）メトヘモグロビン血症
  4 中枢神経系の偶発症に作用する薬物   141
    1）局所麻酔薬中毒 2）けいれん
    練習問題

本書の使い方

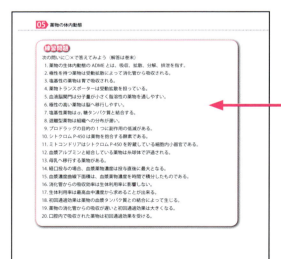

「この章のまとめ」

各章のはじめに、「この章のまとめ」を掲載。ポイントの確認が可能です。全文暗記できるくらいになろう。

「キーワード」

歯科医師国家試験、共用試験歯学系CBTのキーワードを赤字にしています。積極的に覚えよう。

「 📖 マーク」

歯科医師国家試験に頻出の項目・単語には 📖 マークをつけています。出題傾向の参考にしよう。

「練習問題」

各章のおわりに、○×形式の「練習問題」を掲載。1つの章を学習したら、練習問題を解いて、自身の内容理解度をチェックしてみよう。

薬理学総論

第 I 部

- 01 薬物療法と医療における薬物
- 02 薬理学と薬理作用
- 03 薬物の作用機序
- 04 薬物の適用方法
- 05 薬物の体内動態
- 06 薬物の作用を規定する因子
- 07 薬物の副作用、有害作用、中毒および相互作用

01 薬物療法と医療における薬物

> **この章のまとめ**
> - ☐ 薬物療法には、原因療法、対症療法、予防療法、補充療法などがある。
> - ☐ 原因療法には、抗菌薬、抗がん薬、解毒薬の投与などがある。
> - ☐ 対症療法には、抗炎症薬、解熱鎮痛薬の投与などがある。
> - ☐ 薬物治療において患者が医師、歯科医師、薬剤師の指示通りに薬物を服用していることをコンプライアンスという。
> - ☐ 毒薬、劇薬は、医薬品医療機器等法において、厚生労働大臣が指定した医薬品である。
> - ☐ 毒薬は鍵のかかる場所に保管し、表示は黒地に白枠、白字で品名および「毒」と記載する。
> - ☐ 劇薬は白地に赤枠、赤字で品名および「劇」と記載する。
> - ☐ 麻薬は鍵をかけた堅固な設備内（重量金庫など）に保管する。
> - ☐ 医薬品の臨床試験には、第1相から第4相試験まである。
> - ☐ GCPとは、医薬品の臨床試験の実施に関する基準のことである。
> - ☐ 薬理学的に活性をもたない物質でも暗示や思い込みにより、効果が現れることがある。これをプラセボ（偽薬）効果という。

1 薬物療法（図1-1）

薬物療法は、治療目的により、原（病）因療法、対症療法、予防療法および補充療法に分けられる。

1）原因療法
- 疾病の原因となっているものを取り除く根本的治療法をいう。
- 原因療法には、病原微生物に対する抗菌薬（抗生物質やニューキノロン薬など）や抗ウイルス薬、がん細胞に対する抗がん薬、重金属中毒に対する解毒薬などの投与がある。

2）対症療法
- 疾病によって生じた症状を緩和、軽減する療法で、直接病因を除くものではない。
- 過度の疼痛、発熱、腫脹などに対して、適用する。
- 抗炎症薬や解熱鎮痛薬の投与などがある。

3）予防療法
- 疾病の発現を予防するための療法である。

- インフルエンザワクチン、B型肝炎ワクチンなどがある。

4）補充療法
- 生体の機能維持に必要な物質が不足している場合にこれを補う療法をいう。
- ビタミンやホルモンなどがある。

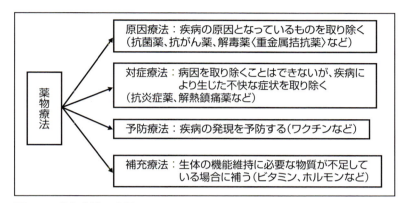

図 1-1　薬物療法の分類

2　コンプライアンス

- 薬物治療において患者が医師、歯科医師、薬剤師の指示通りに薬物を服用していることをコンプライアンス（服薬順守）という。
- 服用していない場合はノンコンプライアンスという。
- 1日の服薬回数を減らしたりして、服薬の必要性をインフォームド・コンセント（十分説明をした上で、同意を得る）により、服薬指導を行うことがコンプライアンスの改善に役立つ。

3　医薬品医療機器等法と医薬品の定義

- 旧薬事法は2014年医薬品、医療機器等の品質、有効性及び安全性の確保等に関する法律（医薬品医療機器等法と略す）に改められた。

1）医薬品、医療機器等の品質、有効性及び安全性の確保等に関する法律（医薬品医療機器等法：改正新薬事法）
- この法律は、医薬品、医薬部外品、化粧品、医療機器、再生医療等製品（以下、「医薬品等」という）の品質、有効性、及び安全性の確保ならびにこれらの使用による保健衛生上の危害の発生及び拡大の防止のために必要な規制を行うとともに、指定薬物の規制に関する措置を講ずるほか、医療上特にその必要性が高い医薬品、医療機器及び再生医療等製品の研究開発の促進のために必要な措置を講ずることにより、保健衛生上の向上を図ることを目的とする。

2）医薬品の定義
- 医薬品医療機器等法第2条第1項で以下のものを医薬品という。
  - 一　日本薬局方に収められている物

二 人または動物の疾病の診断、治療又は予防に使用されることが目的とされている物であって、機械器具等（機械器具、歯科材料、医療用品、衛生用品並びにプログラム（電子計算機に対する指令であって、一の結果を得ることができるように組み合わされたものをいう。以下同じ）及びこれを記録した記録媒体をいう。以下同じ）でないもの（医薬部外品及び再生医療等製品を除く）。

三 人または動物の身体の構造又は機能に影響を及ぼすことが目的とされている物であって、機械器具等でないもの（医薬部外品、化粧品及び再生医療等製品を除く）。

3）生物由来製品の定義

- 多種多様な生物由来製品について感染リスクなどに対応した安全対策を講じるため生物由来製品と特定生物由来製品の2つの類型に分類している。

（1）**生物由来製品**：ワクチン、抗毒素、遺伝子組換え医薬品、動物成分抽出製剤（ヘパリンなど）

（2）**特定生物由来製品**：輸血用血液製剤、人血漿分画製剤、人臓器抽出医薬品などがある。

- 病院、薬局などの管理者は使用した日から記録は20年間保存義務がある。

4）医薬品等の安全対策

- 医薬品医療機器等法第68条10の2で副作用などの報告について、以下のように記載している。

> 薬局開設者、病院、診療所若しくは飼育動物診療施設の開設者又は医師、歯科医師、薬剤師、登録販売者、獣医師その他の医薬関係者は、医薬品、医療機器又は再生医療等製品について、該当品目の副作用その他の事由によるものと疑われる疾病、障害若しくは死亡の発生又は当該品目の使用によるものと疑われる感染症の発生に関する事項を知った場合において、保健衛生上の危害の発生又は拡大を防止するため必要があると認めるときは、その旨を厚生労働大臣に報告しなければならない。

4 毒薬、劇薬、麻薬、向精神薬などの保管・管理

1）毒薬（表1-1）

- 医薬品医療機器等法において、厚生労働大臣が指定した医薬品で、その直接の容器または直接の被包に、黒地に白枠、白字でもってその品名および「毒」の文字が記載されている。
- 貯蔵または陳列は、鍵のかかる場所にする。

2）劇薬

- 医薬品医療機器等法において、厚生労働大臣が指定した医薬品で、その直接の容器または直接の被包に、白地に赤枠、赤字でもってその品名および「劇」の文字が記載されている。

3）麻薬、向精神薬

- 麻薬および向精神薬取締法において規制されている。
- 麻薬は中枢神経に作用し、精神機能に影響を及ぼす物質で、依存性があり、乱用により有害性がみられる。
- 麻薬は他の医薬品と区別し、鍵をかけた堅固な設備内（重量金庫など）に保管する。

I 薬理学総論

- 麻薬には、モルヒネ塩酸塩水和物、アヘンアルカロイド塩酸塩、ペチジン塩酸塩、フェンタニルクエン酸塩、オキシコドン塩酸塩水和物などがある。
- 向精神薬は中枢神経系に作用して精神機能に影響を及ぼす物質の総称であり、抗精神病薬、抗うつ薬、抗不安薬、気分安定薬、催眠薬などがある。
- 向精神薬は鍵をかけた施設内に保管する。
- 向精神薬には、セコバルビタール、ペントバルビタールカルシウム、アモバルビタール、ジアゼパム、オキサゾラム、クロルジアゼポキシド、ニトラゼパム、メチルフェニデート塩酸塩などがある。

表1-1 毒薬および劇薬

	毒薬	劇薬
指定	厚生労働大臣	厚生労働大臣
指定基準	マウスの50％致死量（LD$_{50}$:mg/kg）が経口投与の場合30mg以下のもの	マウスの50％致死量（LD$_{50}$:mg/kg）が経口投与の場合300mg以下のもの
直接の容器（被包）の表示	黒地に白枠、白字で薬品名と「毒」の表示	白地に赤枠、赤字で薬品名と「劇」の表示
例	スキサメトニウム塩化物水和物、ニトログリセリン、三酸化ヒ素など	ヨードチンキ、リドカイン塩酸塩、レセルピン、フッ化ジアンミン銀、ハロタン、インドメタシンなど
貯蔵および陳列	鍵をかけた場所に他の医薬品と区別して貯蔵または陳列	他の医薬品と区別して貯蔵または陳列

5 日本薬局方

- 厚生労働大臣は医薬品の性状および品質の適性を図るため、日本薬局方を定めている。
- 10年ごとに改訂が行われてきたが、1976年から5年ごとの全面改定と追補改訂が行われている。
- 2016年に第十七改正日本薬局方が施行され、1,962品目が収載されている。
- 日本薬局方に収載されている亜酸化窒素、カプセル、酸素、流動パラフィン、人全血液なども医薬品となる。

1）医薬品の保存と容器の種類
- 容器及び温度に関して日本薬局方の通則できめられている。
- （1）容器
    ① 密閉容器とは、固形の異物の混入、内容物の損失を防げる紙袋、紙箱、木箱などである。
    ② 気密容器とは、固形又は液状の異物が侵入、内容物の損失、風解、潮解又は蒸発を防げる缶、ガラス瓶、プラスチック容器などである。
    ③ 密封容器とは、気体の侵入しないアンプル、バイアル、カートリッジなどである。

④遮光容器とは、内容物を光の影響から保護できる褐色瓶などである。

（2）温度

- 標準温度は 20℃、常温は 15 ～ 25℃、室温は 1 ～ 30℃、微温は 30 ～ 40℃、冷所は 1 ～ 15℃の場所とする。

6 処方と処方せん（図 1-2）

様式第二号（第二十三条関係）

処　方　せ　ん

（この処方せんは、どの保険薬局でも有効です。）

公費負担者番号		保険者番号	
公費負担医療の受給者番号		被保険者証・被保険者手帳の記号・番号	・

患者	氏名			保険医療機関の所在地及び名称 電話番号 保険医氏名　印
	生年月日	明大昭平　年　月　日	男・女	
	区分	被保険者	被扶養者	都道府県番号　点数表番号　医療機関コード
交付年月日	平成　年　月　日	処方せんの使用期間	平成　年　月　日	特に記載のある場合を除き、交付の日を含めて４日以内に保険薬局に提出すること。

処方	変更不可	個々の処方薬について、後発医薬品（ジェネリック医薬品）への変更に差し支えがあると判断した場合には、「変更不可」欄に「レ」又は「×」を記載し、「保険医署名」欄に署名又は記名・押印すること。
備考	保険医署名	「変更不可」欄に「レ」又は「×」を記載した場合は、署名又は記名・押印すること。
	保険薬局が調剤時に残薬を確認した場合の対応（特に指示がある場合は「レ」又は「×」を記載すること。） □保険医療機関へ疑義照会した上で調剤　□保険医療機関へ情報提供	

調剤済年月日	平成　年　月　日	公費負担者番号	
保険薬局の所在地及び名称 保険薬剤師氏名	印	公費負担医療の受給者番号	

備考　1．「処方」欄には、薬名、分量、用法及び用量を記載すること。
2．この用紙は、日本工業規格 A 列５番を標準とすること。
3．療養の給付及び公費負担医療に関する費用の請求に関する省令（昭和51年厚生省令第36号）第１条の公費負担医療については、「保険医療機関」とあるのは「公費負担医療の担当医療機関」と、「保険医氏名」とあるのは「公費負担医療の担当医氏名」と読み替えるものとすること。

図 1-2　保険処方せんの様式

Ⅰ 薬理学総論

- 医師・歯科医師が患者に医薬品を投与する必要があると判断した場合に、必要な薬物を選択し、その用量、投与方法、調製法を薬剤師に指示する。これを処方といい、それを一定の書式で記載した物を処方せんという。
- 処方せんは、歯科医師法（医師法）により①患者の氏名、②生年月日、③男女の別、④薬名、⑤分量、⑥用法、⑦用量、⑧交付年月日、⑨使用期間（交付の日を含めて4日間）、⑩後発医薬品（ジェネリック医薬品）への変更不可の場合、署名又は記名・押印、⑪病院あるいは診療所の名称及びその所在地、⑫歯科医師・医師の氏名を記載し、押印または署名しなければならない。
- 処方せんは最後に調剤した日から3年間保存義務がある。

7 薬物の配合

- 処方上で2種類以上の医薬品を調剤する場合に、薬理学的に予期しない変化が起こり、有害物を生じたり、効力が減退したり消失するなどの変化がみられることを配合変化という。配合変化には、配合不可、配合不適および配合注意の3種類がある。

1）配合不可
- 配合により効力が減退したり、有害物を生じたりするもので、調剤上の工夫をしても防ぐことができない変化であるため、処方上の変更が必要である。

2）配合不適
- 配合により、変色や湿潤、あるいは変色や沈殿物を生じるなどの変化を起こす。この変化は調剤上の工夫をすれば防ぐことができる。

3）配合注意
- 処方した場合に着色、あるいは変色や沈殿物を生じるが、薬効の減退あるいは消失がなくそのまま処方しても差し支えないものである。患者に不安を与えないようによく説明して交付することが必要である。

8 医薬品の開発（薬物の有効性と安全性の評価）

1）薬効評価の段階
（1）多くの化合物から開発する医薬品をスクリーニングにより選ぶ
（2）前臨床試験（非臨床試験）
- スクリーニングで選ばれた物質を動物に与え、薬効薬理試験（一般薬理試験、一般毒性試験、特殊毒性試験、薬物動態試験、製剤化試験）を行う。
- 一般毒性試験と特殊毒性試験は、GLP（Good Laboratory Practice：医薬品の安全性試験の実施に関する基準）に準拠して実施する。

（3）臨床試験（表1-2）
- 前臨床試験の基礎データを総合的に評価して、ヒトに用いて以下の臨床試験を行う。

表1-2　医薬品の臨床試験

ステップ	対象	目的
第1相臨床試験（フェーズⅠ）	少数の健康成人	薬物の安全性、薬物動態を検討
第2相臨床試験（フェーズⅡ） 前期 後期	 少数例の患者 少数例の患者	 薬物の安全性、有効性を検討 薬物の用法、用量の検討
第3相臨床試験（フェーズⅢ）	多数の患者	薬物の有効性、安全性の検討｛ランダム比較試験、二重盲検法（プラセボを用いる）｝
第4相臨床試験（フェーズⅣ）	より多数の患者	新薬の安全性と有効性の再評価（市販後調査）

①**第1相試験（フェーズⅠ）**
- 前臨床試験で薬理作用と安全性が確認された薬物を、少数の健常者を対象に短期間投与して、その薬物の安全性と体内動態について検討する。

②**第2相試験（フェーズⅡ）**
- 第1相で安全性が確認済の薬物を小数例の患者を対象に投与して、前期第2相試験は薬物の安全性と有効性について、後期第2相試験は薬物の治療効果の特徴から用法・用量の検討を行う。

③**第3相試験（フェーズⅢ）**
- 第2相で有効性が確認済の薬物を多数の患者を対象に投与して、有効性と安全性を調べる。この時、有効性は客観的に評価するため、二重盲検法を原則として用いる。ヒトを対象とする臨床試験においては、ヘルシンキ宣言に従って行う。臨床試験は、**GCP（Good Clinical Practice：医薬品の臨床試験の実施に関する基準）**に準拠して実施する。GCPを行うにあたっては、特に被検者に対しては**インフォームド・コンセント**（informed consent：十分な説明と同意）を得る必要がある。

④**第4相試験（フェーズⅣ）**
- **市販後調査**と呼ばれ、市販後の医薬品について、追跡調査を実施する。製造販売後の安全管理や臨床試験なども含まれる。新薬は、市販後医薬品の有効性と安全性を確保するために**市販後6年**（稀用薬では10年）にわたる市販後調査が義務づけられている。

2）薬効の評価

（1）プラセボ効果
- 薬理学的には、活性をもたない物質が、周囲の暗示などによって、薬効があるかのような作用を示すものを、プラセボ（placebo：偽薬）という。
- その効果を、プラセボ効果という。

（2）二重盲検法（double blind test）
- 被検薬からプラセボ効果を除いて、客観的で真の薬効判定法の一つである。

- 投薬する医師にも、治療を受ける患者にもどちらが真の薬物かを知らせずに、コントローラーが両者の薬効を、客観的に検定する方法である。

（大浦　清）

練習問題

次の問いに○×で答えてみよう（解答は巻末）

1. 病原微生物の治療に用いる抗菌薬の使用は原因療法である。
2. 炎症の治療に用いる酸性非ステロイド性抗炎症薬は対症療法である。
3. 口腔がんの治療に用いるブレオマイシン塩酸塩は対症療法である。
4. 重金属中毒に用いるキレート剤は対症療法である。
5. インフルエンザの予防療法にワクチンを用いる。
6. ビタミン欠乏症に対して予防療法としてビタミンを用いる。
7. がん性疼痛に用いる麻薬性鎮痛薬は原因療法である。
8. 1日の服薬回数を減らしたりすると、コンプライアンスの改善に役立つ。
9. 毒薬・劇薬は、医薬品医療機器等法において、厚生労働大臣が指定した医薬品である。
10. 毒薬は鍵のかかる場所に保管し、表示は黒地に白枠、白字で品名および「毒」と記載する。
11. 劇薬は赤地に白枠、白字で品名および「劇」と記載する。
12. ヨードチンキは劇薬である。
13. 麻薬は鍵をかけた堅固な設備内に保管する。
14. 麻薬及び向精神薬は、医薬品医療機器等法において規制されている。
15. 日本薬局方に収載されている亜酸化窒素、カプセル、酸素、流動パラフィンなどは医薬品である。
16. 医薬品の臨床試験で、健常者を対象として行うのは前期第2相試験である。
17. GCPとは、医薬品の臨床試験の実施に関する基準のことである。
18. 冷所保存は、1～15℃の場所をいう。
19. 処方せんには、病名や薬物アレルギーの有無を記載する。
20. 血液製剤などの特定生物由来製品は使用した日から記録は20年間保存義務がある。

02 薬理学と薬理作用

> **この章のまとめ**
> - 薬理学は薬力学と薬物動態学からなる。
> - 薬理作用の基本形式として、興奮作用、抑制作用、補充作用、抗感染作用、刺激作用がある。
> - 薬理作用は観点の違いから種々の用語が用いられる。
> - 薬理作用を規定する最も大きな因子は用量である。

1 薬理学（薬力学、薬物動態学）

　生理学や生化学の発展により、人体の器官や細胞の機能、生命の物質代謝などが解明されている。そのため、20世紀後半から「薬がどのように効くのか」という疑問に答えるための基盤が整い始めた。生体現象を把握しながら、生体に作用する物質（薬）の生体における活動をダイナミックに把握する技術とそれを理論づけ体系にまとめ上げる科学として薬理学は打ち立てられた。

- 薬理学は、「薬物と生体との相互作用の結果、起こる現象を研究する科学」と定義される。
- 薬物が生体に与える影響を調べる薬力学と、生体が薬物に与える影響を調べる薬物動態学からなる（図2-1）。
- 薬力学では薬物の作用様式や作用機序を解析する。
- 薬物動態学では薬物の吸収、分布、代謝、排泄などの生体内運命を解析する。

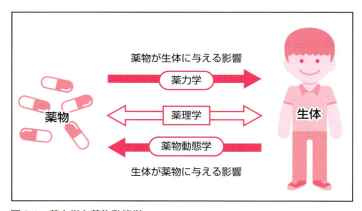

図2-1　薬力学と薬物動態学

練習問題

次の問いに○×で答えてみよう（解答は巻末）

1. 薬理学とは、薬物と生体との相互作用の結果起こる現象を研究する科学である。
2. 薬力学とは生体の薬物に対する働きかけを調べる学問である。
3. 薬物動態学とは薬物の吸収、分布、代謝、排泄などの生体内運命を研究する学問である。
4. 過剰な興奮作用により麻痺が起こることがある。
5. 飲酒により陽気になるのは、アルコールによる中枢興奮作用である。
6. フェニトインの抗てんかん作用は抑制作用である。
7. オメプラゾールの胃液分泌抑制作用は補充作用である。
8. 口腔カンジダ症に対する抗真菌薬の投与は抗感染作用を目的とする。
9. 間接覆髄薬による第二象牙質の形成は刺激作用である。
10. リドカインによる局所麻酔は全身作用を目的とする。
11. 静脈麻酔は全身作用を目的とする。
12. リドカインによる局所麻酔は即効性作用である。
13. ジキタリスの強心作用は間接作用である。
14. カフェインの中枢神経興奮薬作用は末梢作用である。
15. ジクロフェナクナトリウムによる胃腸障害は副作用である。
16. 最小有効量とは効果を表す薬物の最小量を示す。
17. 最大有効量と最大耐量との間を治療量という。
18. 動物の週齢により LD_{50} は異なる。
19. 一般に腹腔内投与より静脈投与の方が LD_{50} は大きい。
20. LD_{50} とは50％致死量で、薬物を投与した一群の50％が死亡する量をいう。
21. ED_{50} とは50％有効量で、薬物を投与した一群の50％に有効な量である。
22. ED_{50}/LD_{50} を安全域（治療係数）といい、薬物の安全性の指標となり、値が大きいほど安全な薬物といえる。
23. 安全域の小さな薬物などハイリスクな薬物を使用する場合、TDMが必要である。
24. ジゴキシンの有効血中濃度は非常に狭く、中毒域と隣接しているため、TDMが必要である。
25. 喘息治療におけるテオフィリンの治療係数は小さいのでTDMの対象となる。

03 薬物の作用機序

> **この章のまとめ**
> - ヒトの細胞は、外界の情報を基に生命活動を営んでいる。
> - 外界の情報を仲介し、生体の恒常性を維持する分子には、受容体・チャネル・トランスポーター・酵素などがあり、薬物治療の標的分子となる。
> - 薬物治療の基本は、薬物標的細胞や器官の生理機能を変えて生命活動を調節することである。
> - 薬物を適正に使用するには、薬物の作用機序を理解し説明できることが重要である。
> - 薬物の作用機序の正しい理解は、薬物の有害作用の回避や抑止につながる。

1 薬物の作用部位

- 薬物の作用機序は、**受容体（レセプター receptor）** を介する作用と介さない作用に分類できる。
- 薬物の作用部位は、多くの場合、細胞の受容体である。
- 受容体を介して作用する薬物は、一般に高い**選択作用**を示す。
- 受容体を介さず作用する薬物は、**電位依存性イオンチャネル**、**トランスポーター**、**酵素**などを薬物標的にして選択作用を示す。また、物理・化学的に作用して身体の反応を変え**一般作用**を示す薬物もある。
- 受容体に結合する分子をリガンドと呼び、生理活性物質（神経伝達物質やホルモンなど）がある。
- リガンドには、受容体作用を活性化する**作用薬（アゴニスト agonist）** と作用薬と拮抗的に受容体作用を減弱させる**拮抗薬（アンタゴニスト antagonist、阻害薬、遮断薬、ブロッカー、インヒビター）** がある（6章参照）。
- **アゴニスト**には、**完全アゴニスト**（受容体を100%活性化）と**部分アゴニスト**（受容体を中途半端に活性化）がある。**部分アゴニスト**（医薬品）は、生体の内因性情報伝達物質が不足する病態では受容体作用を活性化し、過剰な病態では受容体作用を抑制する。

2 受容体に働く薬物

受容体は細胞膜上あるいは細胞内にあるタンパク質で、特異的なリガンドと結合し細胞に情

I 薬理学総論

報を伝える。

1）イオンチャネル内蔵型受容体を標的とする薬物（図 3-1）

- リガンドの結合で受容体内蔵のイオンチャネルが開口し、陽イオン（あるいは陰イオン）が透過する。
- イオンの流れによる細胞膜の電位変化は、迅速な反応が必要な神経系や運動系の細胞の機能調節を司る。

①ニコチン性アセチルコリン受容体（筋肉型〈N_M〉、神経型〈N_N〉）

脱分極性筋弛緩薬（サクシニルコリン〈スキサメトニウム〉）（16 章参照）

競合性筋弛緩薬（N_M 受容体の競合的拮抗薬：d- ツボクラリン、パンクロニウム、ベクロニウム）

② GABA$_A$ 受容体

リガンドは抑制性神経伝達物質である GABA（γ アミノ酪酸）

催眠鎮静薬、抗不安薬、抗けいれん作用（ジアゼパム、プロポフォール、ミダゾラム）（9、16 章参照）

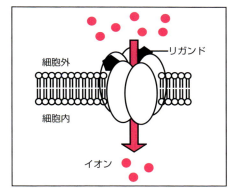

図 3-1 イオンチャネル内蔵型受容体の模式図

受容体を通過するイオンには選択性がある。
例）ニコチン性 ACh 受容体：陽イオン（Na^+ など）
　　GABA$_A$ 受容体：陰イオン（Cl^-）

2）G タンパク質共役型受容体（G protein-coupled receptor）を標的とする薬物（図 3-2）

- G タンパク質共役型受容体は、その構造から 7 回膜貫通型受容体ともいわれる。
- 受容体に共役している G タンパク質は三量体（Gα、Gβ、Gγ）からなる。
- 受容体がリガンドと結合すると、Gα は GDP 結合型（不活性型）から GTP 結合型（活性型）に変化して、Gα と Gβγ に解離して情報（シグナル）を伝える。
- Gα タンパク質の違いが、情報伝達経路の違いを生む。

（1）Gs ファミリー（Gαs タンパク質と共役する受容体）

アデニレートシクラーゼ（AC）を活性化して cAMP 濃度を上昇させ PKA を活性化する。

①$β_1$、$β_2$ アドレナリン受容体（8、10、11 章参照）

作用薬：心不全治療薬（$β_1$）、昇圧薬（$β_1$：心機能亢進による心拍出量増大）、気管支拡

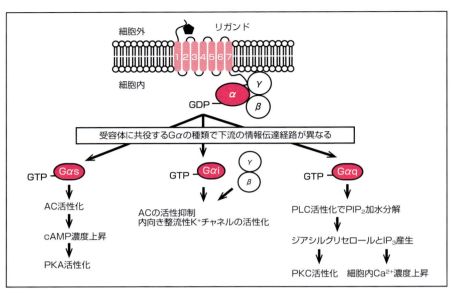

図 3-2 薬理作用の基本形式
Gαタンパク質の違いで下流の情報伝達経路が異なる。
AC：アデニレートシクラーゼ、PKA：プロテインキナーゼ A、PKC：プロテインキナーゼ C
PLC：ホスホリパーゼ C、PIP_2：ホスファチジルイノシトールニリン酸

　　張薬（$β_2$）（アドレナリン、ドブタミン、サルブタモール）
　　拮抗薬：高血圧治療薬（降圧薬）、狭心症治療薬、抗不整脈薬（プロプラノロール、アテノロール）
　②ヒスタミン（H_2）受容体（13 章参照）
　　拮抗薬：消化性潰瘍治療薬（シメチジン、ファモチジン）
（2）Gi/o ファミリー（Gαi/o タンパク質と共役する受容体）
　アデニレートシクラーゼ活性を抑制して cAMP 濃度を低下させる。
　①ドパミン（D_2）受容体（9 章参照）
　　作用薬：Parkinson 病治療薬（ブロモクリプチン）
　　拮抗薬：抗精神病薬（統合失調症治療薬）（ハロペリドール）
　②オピオイド受容体（19 章参照）
　　作用薬：麻薬性鎮痛薬（モルヒネ、フェンタニル、オキシコドン）
　　拮抗薬：麻薬拮抗薬（ナロキソン）
　③$α_2$アドレナリン受容体
　　拮抗薬：抗うつ薬（NaSSA: Noradrenergic and Specific Serotonergic Antidepressant、ミルタザピン）
　④ムスカリン性アセチルコリン（M_2）受容体
　　拮抗薬：心臓（洞房結節）で頻脈誘発（アトロピン）
（3）Gq/11 ファミリー（Gαq/11 タンパク質と共役する受容体）
　ホスホリパーゼ C（PLC）を活性化して、細胞膜のイノシトールリン脂質代謝を亢進する。

① α₁アドレナリン受容体（8、11 章参照）
作用薬：昇圧薬、血管収縮薬、散瞳薬（アドレナリン、ノルアドレナリン、フェニレフリン）
拮抗薬：高血圧治療薬、排尿障害治療薬（プラゾシン）

② ムスカリン性アセチルコリン（M₁、M₃）受容体（8 章参照）
作用薬：口腔乾燥症状改善薬、縮瞳薬（ピロカルピン）
拮抗薬：散瞳薬、有機リン系農薬中毒治療薬、麻酔前投薬（腺分泌抑制）（アトロピン）

③ ヒスタミン（H₁）受容体（9、20 章参照）
拮抗薬：抗アレルギー薬、制吐薬（ジフェンヒドラミン）

④ アンジオテンシンⅡ（AT₁）受容体（11 章参照）
拮抗薬：高血圧治療薬（ARB: Angiotensin Ⅱ Receptor Blocker）

3）酵素共役型受容体（図 3-3）

- 酵素共役型受容体は、その構造から細胞膜 1 回膜貫通型受容体ともいわれる。
- 自身が酵素活性をもつ受容体と、細胞内の酵素と会合している受容体がある。

（1）チロシンキナーゼ型受容体

リガンドの結合で受容体のチロシンキナーゼ活性が亢進する。細胞の代謝や増殖にかかわる。

① インスリン受容体
作用薬：糖尿病治療薬（インスリン製剤）

② 上皮成長因子（EGF）受容体
阻害薬：抗悪性腫瘍薬（チロシンキナーゼ阻害薬、分子標的治療薬：ゲフィチニブ）

4）核内受容体（図 3-4）

- リガンドは、脂溶性が高く細胞膜を透過する。
- リガンドが受容体に結合すると、受容体は通常細胞質から核内へ移行し、転写調節因子として働く。

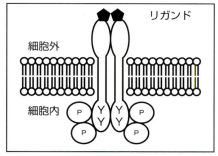

図 3-3 チロシンキナーゼ型受容体の模式図

一般に、リガンド結合によって受容体は 2 量体となり、チロシン（Y）の自己リン酸化（P）によって情報伝達系が活性化される。

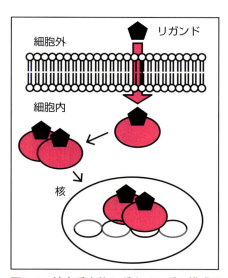

図 3-4 核内受容体シグナリングの模式図

脂溶性の高いリガンドは細胞膜を通過し、受容体に結合して転写調節因子として働く。

- 細胞の反応は、転写・翻訳を介するので長い時間を要する。
  ① グルココルチコイド受容体（20章参照）
    作用薬：抗炎症薬、免疫抑制作用（SAIDs、副腎皮質ステロイド薬：ヒドロコルチゾン、プレドニゾロン、デキサメタゾン）
  ② ビタミンD受容体
    作用薬：骨・カルシウム代謝薬（活性型ビタミンD_3製剤）

3 イオンチャネル・トランスポーターに働く薬物

　イオンチャネルは、細胞膜を貫通する複数のサブユニットからなり、ポア（細孔）を通して受動的・選択的にイオンを通す。刺激の種類によって、リガンド結合性イオンチャネル（イオンチャネル内蔵型受容体のこと）、電位依存性イオンチャネル、リン酸化依存性イオンチャネル、機械刺激依存性イオンチャネルなどがある。
　トランスポーターは、細胞膜を通して、濃度勾配に従ってまたはエネルギーを使い濃度勾配に逆らって物質輸送を担っている。

1）電位依存性イオンチャネル（図3-5）
- 膜電位の変化（刺激）に依存して開閉する。
  ① 電位依存性ナトリウムチャネル（9、11、16章参照）
    ブロッカー：局所麻酔薬、抗不整脈薬（リドカイン）、抗てんかん薬（カルマバゼピン）
  ② 電位依存性カルシウムチャネル（11章参照）
    ブロッカー：高血圧治療薬、狭心症治療薬（カルシウム拮抗薬：ニフェジピン、アムロジピン）

2）トランスポーター（図3-6）
  ① 細胞膜モノアミントランスポーター（9章参照）
    阻害薬：抗うつ薬、神経障害性疼痛治療（三環系抗うつ薬：イミプラミン、アミトリプチ

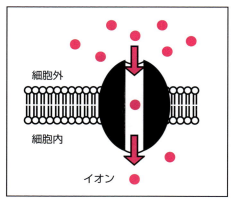

図3-5　イオンチャネルの模式図
イオンチャネルの活性化で、ポア（細孔）を通してイオンが濃度勾配に従い受動的・選択的に通過する。

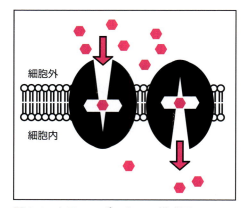

図3-6　トランスポーターの模式図
物質に特異的なトランスポーター（膜輸送タンパク質）を介した輸送系には、エネルギーを必要としない輸送と、ATPの加水分解エネルギーを利用する輸送がある。

リン）、抗うつ薬（選択的セロトニン再取込み阻害薬〈SSRI: Selective Serotonin Reuptake Inhibitor〉パロキセチン）（セロトニン・ノルアドレナリン再取込み阻害薬〈SNRI: Serotonin-Noradrenaline Reuptake Inhibitor〉ミルナシプラン）

②小胞モノアミントランスポーター
　阻害薬：高血圧治療薬（レセルピン）

4 酵素に働く薬物

生体内には多くの酵素が存在するが、その酵素に高い選択性をもって作用する。

①シクロオキシゲナーゼ（COX: Cyclooxygenase）（20章参照）
　アラキドン酸をプロスタグランジン類に代謝する酵素
　阻害薬：非ステロイド性抗炎症薬、解熱鎮痛薬（NSAIDs：アスピリン、ジクロフェナク、ロキソプロフェン）

②ホスホジエステラーゼ（PDE: Phosphodiesterase）
　cAMPやcGMPの環状リン酸ジエステル結合を加水分解する酵素
　阻害剤：気管支喘息治療薬（テオフィリン、アミノフィリン）、血管拡張薬、生殖器作用薬（PDE5阻害薬：シルデナフィル）

③ヒドロキシメチルグルタリルCoAレダクターゼ（HMG-CoA還元酵素）（14章参照）
　コレステロール生成におけるメバロン酸経路の律速酵素
　阻害薬：高脂血症治療薬（プラバスタチン）

④モノアミンオキシダーゼ（MAO: Monoamine Oxidase）（9章参照）
　モノアミン神経伝達物質の酸化を促進させる酵素
　阻害薬：Parkinson病治療薬（MAO阻害薬：セレギリン）

⑤ジヒドロ葉酸レダクターゼやチミジル酸合成酵素（22章参照）
　DNAの合成経路にかかわる酵素
　阻害薬：抗悪性腫瘍薬（ジヒドロ葉酸レダクターゼを阻害：メトトレキサート）（チミジル酸合成酵素の阻害：フルオロウラシル〈5-FU〉）

⑥コリンエステラーゼ（8章参照）
　コリンエステル類（アセチルコリンなど）を加水分解する酵素
　阻害薬：認知症治療薬（ドネペジル）、競合性筋弛緩薬の作用拮抗薬（ネオスチグミン）、有機リン系殺虫剤（マラチオン）、神経ガス（サリン）

⑦アンジオテンシン変換酵素（ACE: Angiotensin Converting Enzyme）（11章参照）
　アンジオテンシンIをアンジオテンシンIIに代謝（変換）する酵素
　阻害薬：高血圧治療薬（ACE阻害薬：カプトプリル）

（兼松　隆・山脇洋輔）

03 薬理の作用機序

練習問題

次の問いに○×で答えてみよう（解答は巻末）

1. 薬物治療の基本は、薬物標的の生理機能を変えて生命活動を調節することである。
2. 薬物の作用機序は、細胞への作用、酵素への作用、物理・化学的作用などに分類できる。
3. 薬物の作用機序を考える場合、大きく受容体を介する作用と介さない作用に分けるとよい。
4. 多くの場合、薬物の作用機序は受容体を介する。
5. 薬物は、受容体や電位依存性イオンチャネルなどを介して薬理作用を発現し一般作用を示す。
6. 受容体に生理活性物質（神経伝達物質、ホルモンなど）が結合すると、細胞は反応を開始する。
7. 受容体に結合して生体反応を引き起こすリガンドを作用薬（アゴニスト）という。
8. 受容体に結合するが活性を示さず、作用薬の作用を阻害するリガンドを拮抗薬（アンタゴニスト）という。
9. 受容体には、イオンチャネル内蔵型受容体、Gタンパク質共役型受容体、酵素共役型受容体、核内受容体などがある。
10. イオンチャネル内蔵型受容体は、リガンドの結合で陽イオン（あるいは陰イオン）が透過する。
11. Gタンパク質共役型受容体は、1回膜貫通型の構造をしている。
12. Gタンパク質共役型受容体は、Gs、Gi/o、Gq/11ファミリーなどに分類されるが、活性化される下流の情報伝達系は同じである。
13. βアドレナリン受容体の作用薬（βアゴニスト）は、心機能の亢進作用（β_1）や気管支平滑筋拡張作用（β_2）がある。
14. 気管支喘息患者の治療にβアドレナリン受容体拮抗薬（βブロッカー）が使用できる。
15. α_1アドレナリン受容体の作用薬（α_1アゴニスト）は、血管平滑筋の収縮作用がある。
16. ムスカリン性アセチルコリン受容体作用動薬（ピロカルピン）は、唾液分泌を抑制する。
17. がん性疼痛の治療にオピオイド受容体の作用薬（モルヒネ）が使用される。
18. 核内受容体は細胞質か核内にあり、リガンドが結合すると転写調節因子として働く。
19. 電位依存性イオンチャネルは、細胞膜上にあり膜電位に依存して開閉する。
20. 局所麻酔薬（リドカイン）は、電位依存性ナトリウムチャネルのブロッカーである。
21. 狭心症治療薬（ニフェジピン）は、電位依存性カルシウムチャネルの作用薬である。
22. トランスポーターは、細胞膜上にあり物質輸送に関与する。
23. 抗うつ薬は、一般にモノアミントランスポーターの阻害活性を有する。
24. NSAIDsは、シクロオキシゲナーゼの酵素活性を亢進する。
25. コリンエステラーゼ阻害薬は、競合性筋弛緩薬の作用拮抗薬として用いられる。

04 薬物の適用方法

> **この章のまとめ**
> - 薬物の適用方法には、局所に作用させる局所適用と全身に作用させる全身適用がある。
> - 薬物の投与方法は、大きく分けると経口適用と非経口適用に分けられる。
> - 薬物の投与方法により、作用が発現するまでの時間や強さは異なる。

1 局所適用と全身適用

1) 局所適用

- 薬物を適用した部位に限局した効果を期待する。
- 歯科領域では、局所麻酔薬や歯内療法薬などの薬物が局所適用として使用される。
- 喘息発作時に用いられる$β_2$-アドレナリン受容体刺激薬の吸入は、局所作用を目的とする。
- 副腎皮質ステロイド軟膏の口腔粘膜の適用は、局所作用を目的とする。

2) 全身適用

- 薬物が適用部位から吸収された後、血液循環を介して、全身に分布し、標的部位への効果を期待する。
- 全身適用には、経口投与、注射、経粘膜適用、吸入などがある。
- ニトログリセリンの舌下投与、非ステロイド性抗炎症薬の直腸内適用、揮発性麻酔薬の吸入は、全身作用を目的とする。

2 経口適用と非経口適用

1) 経口適用

- 小腸より吸収された薬物は、全身循環に入る前に門脈を経て肝臓に入り、一部代謝を受ける（初回通過効果）（図4-1）。
- 吸収速度が遅く、作用が穏やかで持続的である。
- 経口投与された薬物には腸管で代謝を受ける薬物やトランスポーター（P糖タンパク質）による腸管排出を受けるものがある（図4-2）。
- 経口投与の薬物の中には、腸管吸収性の向上や胃腸障害の軽減を目的としたプロドラッグが開発されている。

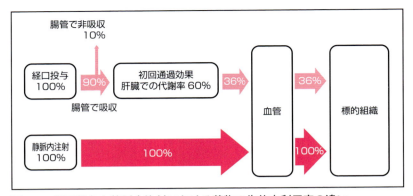

図 4-1　経口投与と静脈内注射における薬物の生体内利用率の違い
上記はある薬物の 1 例で、経口投与では、初回通過効果を受け、一部、肝臓で代謝された後、血管へ吸収されるため、生体内利用率が低い。一方、静脈内注射では、初回通過効果を受けず、投与した量がそのまま血管に吸収されるため、生体内利用率が高い。

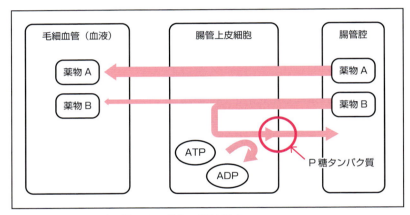

図 4-2　P 糖タンパク質による薬物の腸管排出
薬物 A は、腸管で吸収された後、そのまま、毛細血管に入る。一方、薬物 B は、腸管上皮細胞内に取り込まれても、一部、P 糖タンパク質による能動輸送により、腸管腔に排泄される。このため、血液中に吸収される量が減少する。

- 最も安全であり、さらに簡便かつ経済的であるため、最も広く用いられている。
- 錠剤、カプセル剤、顆粒剤、液剤などの種々の剤形がある。
- 水に難溶性の薬物も使用できる。
- 吸収速度が遅いため、緊急時には適さない。
- 薬物の吸収は、消化管内の食物の有無により影響を受けやすい。
- 消化液で分解、不活化される薬物や吸収の著しく悪い薬物などの経口適用に適さない薬物がある（表 4-1）。
- 消化性潰瘍の患者に非ステロイド性抗炎症薬の経口投与は、その疾患を増悪させるため禁忌である。
- 経口投与可能な抗血栓薬にワルファリンがある。

表4-1　経口適用に不適な薬物とその理由

消化管では不安定あるいは消化液で分解・不活化される薬物	胃腸管から吸収されにくい薬物	初回通過効果を受けやすい薬物
・インスリン（酸性で変性） ・ベンジルペニシリン	・ヘパリン（高分子多糖） ・アミノグリコシド系抗菌薬（ストレプトマイシンなど） ・d-ツボクラリン（クラーレ）第四級アンモニウム化合物	・リドカイン ・ニトログリセリン

2）非経口適用

（1）注射

- 初回通過効果を受けず、薬物の生体内利用率（バイオアベイラビリティ）が高い（図 4-1）。
- 注射には、静脈内注射、筋肉内注射、皮下注射、骨膜下注射などがある。
- 最高血中濃度（Cmax）に達するまでの時間（Tmax）は、静脈内注射、筋肉内注射、皮下注射、経口投与の順番に長くなる（図 4-3）。
- 胃腸障害のある患者や意識のない患者にも投与できる。
- 緊急時などの速効性が必要な場合に適する。
- ヘパリンなどの消化管から吸収されにくい薬物やインスリンなどの消化管では不安定な薬物の投与に適する。
- 器具や薬液の滅菌操作や投与のための技術が必要である。
- 疼痛を伴う。

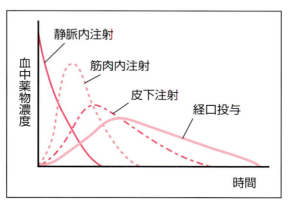

図 4-3　薬物の適用方法による血中濃度の時間的推移

①静脈内注射
- 投与直後に最高血中濃度になり、その後、次第に低下する。
- 正確な血中濃度のコントロールが可能である。
- 作用が速やかに現れるため、緊急時には適するが、一方で循環器、呼吸器系の障害を起こす危険性がある。
- 血液に不溶性の薬物は投与できない。

②**筋肉内注射**
- 筋肉内へ直接薬液を注入する。
- 頻回投与により、大腿四頭筋拘縮症などの筋組織の障害をきたすことがある。

③**皮下注射**
- 皮下組織は血管の分布が少なく、吸収に時間を要するため、作用が比較的長く持続する。
- 皮下結合組織へ少量の薬液を注入する。
- 刺激性のある薬物は、組織の壊死を引き起こす危険性があるので投与してはならない。
- 糖尿病の治療に用いられるインスリンは、皮下注射で投与される。

④**皮内注射**
- 真皮組織へ少量の薬液を注入する。
- ツベルクリン反応に用いられる。

⑤**骨膜下注射**
- 骨膜と骨表面の間に薬液を加圧注入する。
- 歯科領域では、浸潤麻酔として用いられる(局所の麻酔を期待する)。

(2) 経粘膜適用

①**口腔粘膜適用**
- 初回通過効果を受けない。
- 全身適用と局所適用がある。
- 全身適用として、狭心症治療薬のニトログリセリンの舌下投与(すみやかに吸収されるので発作時に有効)がある。
- 局所適用として、含嗽剤、洗口剤や口腔用軟膏がある。

②**直腸内適用**
- 坐薬が直腸内を上方へ移動した場合、初回通過効果を受ける場合がある。
- 経口投与が困難な患者に用いられる。
- 解熱薬や抗てんかん薬など坐薬として投与される。

(3) 吸入
- 初回通過効果を受けない。
- 薬物は気道上皮や肺胞上皮から吸収される。
- 全身適用と局所適用がある。
- 全身適用として、亜酸化窒素(笑気)やセボフルランなどの吸入麻酔薬がある。
- 局所適用として、気管支拡張薬などがある。

(4) 経皮適用
- 初回通過効果を受けない。
- 皮膚から吸収される。
- 一般的に、吸収は遅い。
- 効果が持続的である。
- 全身適用と局所適用がある。
- 全身適用として、狭心症治療薬のニトログリセリンのテープ剤(常時放出されるので発作の予

防に有効）やニコチンパッチ剤などがある。
- 局所適用として、抗炎症薬や局所的抗感染症薬などの軟膏やハップ剤がある。

3 ドラッグ・デリバリー・システム（DDS）

　薬物投与経路の最適化を目的とする薬物の効果をより発揮させるために設計された投与形態をドラッグ・デリバリー・システム（薬物送達システム）という。吸収促進のための吸収過程の制御、持続化のための放出過程の制御、標的指向化のための分布過程の制御がある。また、分類としては、吸収制御型、放出制御型、標的指向型に分けることができる（**表4-2**）。

表4-2　ドラッグ・デリバリー・システム（DDS）

吸収制御型 DDS	放出制御型 DDS	標的指向型 DDS
皮膚・粘膜などからの薬物の吸収促進、血液脳関門通過 ・インドメタシン ・シンバスタチン ・バカンピシリン ・セフテラムピボキシル	製剤からの薬物放出をコントロールする 経皮吸収 ・ニトログリセリン ・硝酸イソソルビド 粘膜付着 ・トリアムシノロンアセトニド	病変部位へ集中的に薬物を到達させる その中には、癌などの特定の細胞に存在する特異的タンパク質を標的とする分子標的薬がある。 ・モノクローナル抗体（トラスツズマブ、リツキシマブ） ・チロシンキナーゼ阻害薬（イマチニブ、ゲフィチニブ）

（戸苅彰史・濱村和紀）

04 薬物の適用方法

> **練習問題**
>
> 次の問いに○×で答えてみよう（解答は巻末）
> 1. 口腔粘膜適用には、全身作用を目的としたものと局所作用を目的としたものがある。
> 2. ニトログリセリンの舌下投与は、局所作用を目的とする。
> 3. 副腎皮質ステロイド軟膏の口腔粘膜の適用は、局所作用を目的とする。
> 4. 含嗽剤や口腔用軟膏は、全身作用を目的とする。
> 5. 揮発性麻酔薬の吸入は、全身作用を目的とする。
> 6. 喘息発作時に用いられる気管支拡張薬は、全身作用を目的とする。
> 7. 初回通過効果の大きい薬物は、生体内利用率が小さい。
> 8. 経口適用は、初回通過効果を受けない。
> 9. 経口適用は、安全で簡便であるため、最も広く用いられている。
> 10. 経口適用は、吸収速度が速いため、緊急時には適する。
> 11. ヘパリンやインスリンは経口投与可能である。
> 12. 経口適用は、消化管内の食物の有無により影響を受けにくい。
> 13. 注射は、初回通過効果を受けず、薬物の生体内利用率が高い。
> 14. 注射は、胃腸障害のある患者や意識のない患者にも投与できる。
> 15. 静脈内注射は、投与直後に最高血中濃度になり、その後、次第に低下する。
> 16. 筋肉内注射の頻回投与により、筋拘縮症などの筋組織の障害をきたすことがある。
> 17. 最高血中濃度に達するまでの時間は、筋肉注射より経口投与の方が短い。
> 18. 皮下注射は、吸収に時間を要するため、作用が比較的長く持続する。
> 19. 狭心症発作時には、ニトログリセリンを経皮適用するのがよい。
> 20. 直腸内適用では、解熱薬や抗てんかん薬など坐薬として投与される。
> 21. 経皮適用は、吸収が遅く、効果は持続的である。
> 22. ドラッグ・デリバリー・システムの分類としては、吸収制御型、放出制御型、標的指向型がある。

05 薬物の体内動態

> **この章のまとめ**
>
> ☐ 薬物の体内動態は、吸収、分布、代謝、排泄という過程に分類される。
> ☐ 薬物動態の把握には、血中濃度や生物学的半減期、生体利用率（生物学的利用能、バイオアベイラビリティ）などが用いられる。

1 薬物の吸収、分布、代謝、排泄（ADME）

- 薬物は、体内に**吸収**（Absorption）され血中に入ると、さまざまな臓器に**分布**（Distribution）して薬理作用を発揮する。同時に、**代謝**（Metabolism）されて不活性型に変化したり、体外に**排泄**（Excretion）される（図5-1）。

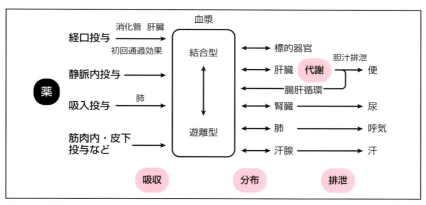

図5-1 薬物の生体内動態

1）吸収

経口投与による吸収過程は消化管で行われ、最も頻用される投与法であるとともに、特有の現象を含む。そこで、ここでは経口投与における吸収過程について述べる。

- 薬物の吸収は主に小腸で行われる。
- 酸性の薬物は、酸性環境下の胃では非イオン型（分子型）が多くなる。そのため胃で吸収されやすいが、胃の表面積は小腸と比べて圧倒的に小さいため、その絶対量は少ない。
- 薬物が吸収される際には、リン脂質二重層で構成された生体膜を通過する必要があり、脂溶性薬物は受動拡散される。また薬物によっては、pHに応じてイオン型と非イオン型（分子型）

05 薬物の体内動態

練習問題

次の問いに○×で答えてみよう（解答は巻末）

1. 薬物の生体内動態の ADME とは、吸収、拡散、分解、排泄を指す。
2. 極性をもつ薬物は受動拡散によって消化管から吸収される。
3. 塩基性の薬物は胃で吸収される。
4. 薬物トランスポーターは受動拡散を担っている。
5. 血液脳関門は分子量が小さく脂溶性の薬物を通しやすい。
6. 極性の高い薬物は脳へ移行しやすい。
7. 塩基性薬物は $α_1$ 糖タンパク質と結合する。
8. 遊離型薬物は組織への分布が遅い。
9. プロドラッグの目的の 1 つに副作用の低減がある。
10. シトクロム P-450 は薬物を抱合する酵素である。
11. ミトコンドリアはシトクロム P-450 を貯蔵している細胞内小器官である。
12. 血漿アルブミンと結合している薬物は糸球体で濾過される。
13. 母乳へ移行する薬物がある。
14. 経口投与の場合、血漿薬物濃度は投与直後に最大となる。
15. 血漿濃度曲線下面積は、血漿薬物濃度を時間で積分したものである。
16. 消化管からの吸収効率は生体利用率に影響しない。
17. 生体利用率は最高血中濃度から求めることができる。
18. 初回通過効果は薬物の血漿タンパク質との結合によって生じる。
19. 薬物の消化管からの吸収が遅いと初回通過効果は大きくなる。
20. 口腔内で吸収された薬物は初回通過効果を受ける。

06 薬物の作用を規定する因子

> **この章のまとめ**
> - □ 薬物効果に影響を与える因子には個体差、疾病の状態、年齢、体重、プラセボ効果、適用方法、投与量、併用薬などがある。
> - □ 年齢や体重に関しては、特に小児の投与量が重要な問題となる。
> - □ 妊婦の場合は、薬物が母体ならびに子宮内の胎児に与える影響を考慮する。
> - □ 高齢者に対しては、腎・肝・吸収機能の低下や複数疾病による多剤併用を考慮する。
> - □ 薬物の連用は、蓄積、耐性、依存（精神的依存、身体的依存）をもたらすことがある。
> - □ 薬物の併用効果は協力作用や拮抗作用に基づく。

1 生体感受性（年齢、性別、病因、心因性、遺伝性、投与時間など）

薬物に対する生体感受性は、年齢や性別などさまざまな要因によって影響を受ける。

1）投与量
- 薬物の作用に最も大きな影響を与えるのは投与量である。

2）年齢
- 小児および高齢者は健康成人よりも薬物に対する感受性が高い。

3）小児
- 代謝および排泄能が未熟なため薬物に対する感受性が高い。
- 血液脳関門が未発達なため薬物が中枢に作用しやすい。
- 投与量を算出する基準には年齢、体重、体表面積があり、次のような換算式や算出表が考案されている。
- ヤング（Young）の式：成人量×年齢/（年齢+12）
- アウグスベルガー（Augsberger）の式：成人量×（4×年齢+20）/100
- クラーク（Clark）の式：成人量×小児の体重/71
- 現在は年齢を指標としたハルナック（von Harnack）の換算表が一般的な目安として用いられる（表6-1）。
- 一般に、基礎代謝に比例する体表面積を基準にするのが最も理想的とされている。
- 薬物によっては小児に特有の現象や注意点がある（表6-2）。

表 6-1 ハルナック（von Harnack）の年齢別薬物投与量の算出表

年齢	未熟児	新生児	0.5 年	1 年	3 年	7.5 年	12 年	成人
投与量（成人を1とする）	1/10	1/8	1/5	1/4	1/3	1/2	2/3	1

表 6-2 小児に対して注意を必要とする薬物

薬物	分類	有害事象
副腎皮質ステロイド製剤	抗炎症薬	身長抑制・性成熟の遅延
ジクロフェナクナトリウムなどの酸性NSAIDs＊	抗炎症薬	ライ（Rye）症候群・インフルエンザ脳症
クロラムフェニコール	抗菌薬	グレイ症候群
テトラサイクリン	抗菌薬	骨発育抑制・乳歯の着色・エナメル質形成異常
ニューキノロン系抗菌薬	抗菌薬	発育障害
性ホルモン製剤	性関連疾患治療薬	一次性徴・二次性徴に対する悪影響

＊アセトアミノフェンは小児に使用可能

4）高齢者
- 代謝能と排泄能の低下により薬物が体内に蓄積しやすく、**有害作用**が生じやすい。
- **安全域**が狭いため、投与量に注意が必要である。
- 複数の疾患治療のため、**多剤併用**の患者が多い。
- 皮下脂肪増加により脂溶性薬物の**分布容積**が増加する傾向にある。
- 経口投与の場合、消化器官からの薬物吸収が低下している。
- **服薬遵守（コンプライアンス）**の低下が認められる。
- 血中薬物の生物学的半減期が延長している。
- 血中アルブミン濃度の低下により遊離型薬物濃度が高くなりやすい。

5）性別
- 一般に女性のほうが男性より薬物に対する感受性が高い。
- 妊娠中の女性への薬物投与の際は母体と胎児への十分な注意が必要である（表6-3）。

6）妊婦
- 分子量が600〜1,000以下、脂溶性が高い、または血中タンパク質と結合しにくい薬物は胎盤を通過しやすい。
- 薬物による胎児の形態異常（催奇形性）のリスクは妊娠4〜15週が高く、特に4〜7週末までは器官形成が進むため、リスクは最も高くなる。
- 妊娠3週まで、および16週以降は形態異常が起こらないが、胎児への影響はあるので注意する。
- 抗凝固薬を投与する際は、ワルファリン（催奇形性がある）ではなくヘパリンを使用する。
- 脂溶性薬物、弱塩基性薬物、分子量が小さい薬物は母乳中へ移行しやすい。

表 6-3　妊婦に対して注意を必要とする薬物

薬物	分類	有害事象
フェニトイン	抗てんかん薬	口唇裂、口蓋裂などの催奇形、中枢神経系異常
アミノグリコシド系抗菌薬	抗菌薬＊	難聴、腎障害
テトラサイクリン	抗菌薬	骨の発育抑制、胎児の歯着色
クロラムフェニコール	抗菌薬	グレイ症候群
ニューキノロン系抗菌薬	抗菌薬	安全性未確立のため禁忌
ACE阻害薬、アンジオテンシンⅡ阻害薬	高血圧治療薬（降圧薬）	催奇形性
フロセミド	利尿薬	胎児の発育遅延、母体の電解質異常
酸性NSAIDs	抗炎症薬＊＊	禁忌（主に胎児に対する毒性） アスピリン：出産予定日12週以内 インドメタシン、ジクロフェナク：全期 イブプロフェン：後期 ロキソプロフェン、メフェナム酸：末期

＊ペニシリン系、セフェム系抗菌薬は比較的危険が少ない。
＊＊アニリン系、アセトアミノフェンと塩基性のチアラミドは、治療上の有益性が危険を上回ると判断される場合に使用可能。

7）病因

- 疾病の発症にともなって薬物の体内動態が変化する。
- 肝機能障害患者では肝臓の薬物代謝酵素（シトクロム P-450〈CYP〉）の活性が低下するため血中濃度が上昇し、薬物の作用が増強する。
- 肝疾患に伴うアルブミンなどの薬物結合タンパク質の減少は、遊離型の薬物血中濃度を増加させ、薬物の作用が増強する。
- 腎機能障害患者では薬物排泄能の低下により、血中濃度が上昇し、薬物の作用が増強する。
- 腎機能障害や心不全に伴い、全身性の浮腫を発現すると薬物の体内分布が変化する。

8）心因性（プラセボ効果）

- 薬効のない物質でも心理的反応により臨床効果を現すことをプラセボ（偽薬）効果という。
- プラセボ効果は薬理学的効果ではなく、すべての人がプラセボに反応するとは限らない。
- 心理的要因や大脳皮質が関係する症状（頭痛、不眠など）ではプラセボ効果が現れやすい。
- プラセボ効果とは逆に、本来はない有害作用発現をノセボ効果または負のプラセボ効果という。
- 臨床試験（治験）では本来の薬効をプラセボ効果と区別するため二重盲検法（double blind test）が用いられる。

9）遺伝

- 遺伝子変異による薬物代謝酵素の欠損者では、酵素保有者よりも高い血中薬物濃度を示す。
- 個人差や種差は遺伝性の要因によるものが大きい。

10）個人差

- 個人差には薬物の吸収、分布、代謝、排泄などの体内動態や胃内滞在時間が関係する。
- 血中薬物濃度が同じでも感受性の違いから薬理作用の強さに個体差が生じることがある。
- 体格や体脂肪率などは、体内における薬物分布の個体差の要因となる。

06 薬物の作用を規定する因子

対し、非競合的拮抗は拮抗薬が受容体とは別の標的に働きかける事で阻害効果をもたらす。
- 競合的拮抗では作用薬を増やせば最大反応に到達するが、非競合的拮抗ではいくら増やしても最大反応に到達しない（図6-1）。

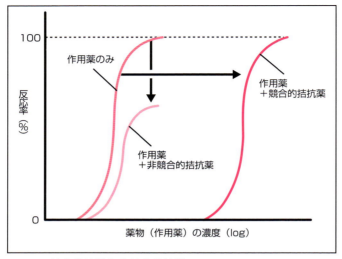

図6-1　競合的拮抗と非競合的拮抗

（髙見正道）

練習問題

次の問いに○×で答えてみよう（解答は巻末）
1. 小児は成人に比べて薬物の代謝および排泄機能が高い。
2. 小児に対する薬物投与量の算出には、体重を基準としたハルナックの表が用いられる。
3. 高齢者のコンプライアンスは健康な成人に比べて低い。
4. 薬物による胎児の催奇形性のリスクは妊娠15週目以降から高くなる。
5. 肝疾患患者では血中薬物濃度が上昇する。
6. 腎機能障害では血中薬物濃度が低下する。
7. プラセボ効果は薬理学的根拠に基づいた反応である。
8. 遺伝的に薬物代謝酵素遺伝子を欠損した人では薬物の作用が増強する。
9. 薬物の吸収は皮下注射よりも筋肉内注射のほうが速い。
10. 薬物の連用により依存から脱却できる。
11. 耐性が形成された場合、投与量を減らすことで初期と同等の薬効を得ることができる。
12. メタンフェタミンは、精神的依存は強いが身体的依存はほとんどない。
13. 薬物の吸収速度よりも代謝や排泄が遅い薬物ほど蓄積しにくい。
14. 局所麻酔におけるリドカインとアドレナリンの併用は競合的拮抗をもたらす。

07 薬物の副作用、有害作用、中毒および相互作用

この章のまとめ

- □ 薬物アレルギーは、サルファ剤、β-ラクタム系抗菌薬、クロラムフェニコール、アスピリン、プロカイン塩酸塩、クロルヘキシジングルコン酸塩、ヨード造影剤、メチルパラベン、副腎皮質刺激ホルモン（ACTH）などが起こしやすい。
- □ 光線過敏症は、テトラサイクリン系抗菌薬、ニューキノロン系抗菌薬で起こる。
- □ 再生不良性貧血は、クロラムフェニコールが起こしやすい。
- □ 第8脳神経障害（難聴、耳鳴りなど）は、アミノグリコシド系抗菌薬（ストレプトマイシン硫酸塩、カナマイシン硫酸塩、ゲンタマイシン硫酸塩、フラジオマイシン硫酸塩、リボスタマイシン硫酸塩など）が起こしやすい。
- □ 肝障害は、ハロタン、スルピリン水和物、アセトアミノフェンが起こしやすい。
- □ 腎障害は、アムホテリシンB、アミノグリコシド系抗菌薬が起こしやすい。
- □ 歯肉増殖は、フェニトイン、ニフェジピン、ニカルジピン塩酸塩、ジルチアゼム塩酸塩、ベラパミル塩酸塩、シクロスポリンなどが起こしやすい。
- □ 口腔乾燥症は、ジアゼパム、クロルプロマジン塩酸塩、イミプラミン塩酸塩、アトロピン硫酸塩水和物、スコポラミン臭化水素酸塩水和物、プロメタジン塩酸塩などが起こしやすい。
- □ 歯の形成不全・着色は、テトラサイクリン塩酸塩、ミノサイクリン塩酸塩、フッ化物などが起こしやすい。
- □ 顎骨壊死は骨粗鬆症治療薬のビスホスホネート製剤で起こることがある。
- □ テトラサイクリン系やニューキノロン系抗菌薬を牛乳や制酸剤と併用すると吸収が低下する。
- □ ワルファリンカリウムと非ステロイド性抗炎症薬、糖尿病治療薬、痛風治療薬、抗真菌薬との併用で出血傾向がみられる。
- □ ニューキノロン系抗菌薬と非ステロイド性抗炎症薬を併用するとけいれん発作を起こすことがある。

1 薬物の副作用、有害作用

- 治療目的に合うものを**主作用**、その他の作用を**副作用**という。
- 副作用（side effect）とは、治療上不必要な、むしろ障害となる作用をいう。

07 薬物の副作用、有害作用、中毒および相互作用

- 有害で、かつ意図しない作用を**有害作用**という。

2 一般的副作用、有害作用の分類

一般的副作用、有害作用は、**表 7-1** のように分類される。

表 7-1 一般的副作用・有害作用により起こる症状と代表的薬物

症状	薬物名
1. アナフィラキシーショック	サルファ剤、β-ラクタム系抗菌薬（ベンジルペニシリンカリウム、アンピシリン水和物）、クロラムフェニコール、アスピリン、ヨード造影剤、プロカイン塩酸塩、メチルパラベン、クロルヘキシジングルコン酸塩、副腎皮質刺激ホルモン（ACTH）
2. 溶血性貧血	サルファ剤、パラアミノサリチル酸カルシウム水和物（PAS）、β-ラクタム系抗菌薬、メフェナム酸、α-メチルドパ
3. 再生不良性貧血	クロラムフェニコール、フェニトイン、クロルプロマジン塩酸塩
4. 顆粒白血球減少症	スルピリン水和物、インドメタシン、クロラムフェニコール、サルファ剤
5. 肝炎	ハロタン、スルピリン水和物、アセトアミノフェン
6. 腎炎	アミノグリコシド系抗菌薬、β-ラクタム系抗菌薬、サイアザイド系利尿薬、アムホテリシンB
7. 気管支喘息	アスピリン、ベンジルペニシリンカリウム
8. 固定薬疹、じんま疹	サルファ剤、アンチピリン
9. 光線過敏症	テトラサイクリン系抗菌薬、ニューキノロン系抗菌薬、副腎皮質ステロイド薬、局所麻酔薬、ピロキシカム

1）薬物アレルギー（drug allergy）

（1）薬物アレルギーの定義

- 薬物アレルギーは、薬物過敏症（hypersensitivity）ともいう。
- 抗原抗体反応で起こる後天的なものである。
- 特異体質（idiosyncrasy）は先天的なものである。

（2）薬物アレルギーの分類

薬物アレルギーは、以下の4つに分類される。

① **I型アレルギー反応**（アナフィラキシー型）
- IgE抗体依存性の即時型アレルギーである。
- アナフィラキシーショック、アレルギー性気管支喘息、アレルギー性鼻炎、アトピー性皮膚炎、急性じんま疹などがある。

② **II型アレルギー反応**（細胞傷害型）
- 即時型の反応である。
- 溶血性貧血、顆粒白血球減少症、血小板減少症などがある。

③Ⅲ型アレルギー反応（免疫複合体型、アルサス型）
- 即時型の反応である。
- 免疫複合体によるアレルギーである。
- 糸球体腎炎、関節リウマチ、血清病、全身性エリテマトーデスなどがある。

④Ⅳ型アレルギー反応（遅延型）
- 遅延型アレルギー反応ともいう。
- ツベルクリン反応がある。

2）造血臓器障害
- 赤血球障害、白血球障害、血小板障害などがある。

（1）赤血球障害
- 溶血性貧血、再生不良性貧血、鉄芽球性貧血、巨赤芽球性貧血などがある。

①溶血性貧血
- サルファ剤、パラアミノサリチル酸カルシウム水和物（PAS）、β-ラクタム系抗菌薬、メフェナム酸、α-メチルドパなどにより起こる。

②再生不良性貧血
- クロラムフェニコール、フェニトイン、クロルプロマジン塩酸塩などにより起こる。

③鉄芽球性貧血
- クロラムフェニコール、フェナセチン、結核治療薬（サイクロセリン、イソニアジド）などで起こる。
- 亜鉛中毒やアルコール中毒によっても併発することがある。

④巨赤芽球性貧血
- 抗悪性腫瘍薬（メルカプトプリン、フルオロウラシル、シタラビン、シクロホスファミド、メトトレキサート、アミノプテリンなど）で起こる。

（2）白血球障害
- スルピリン水和物、インドメタシン、クロラムフェニコール、サルファ剤などは顆粒白血球減少症を起こす。

（3）血小板障害
- メルカプトプリン、メトトレキサート、ヒドロクロロチアジド、サルファ剤、金剤、アスピリン、アセトアミノフェン、フェニトイン、ジアゼパム、クロルプロマジン塩酸塩、ハロペリドールなどで起こる。

3）肝障害
- ハロタン、スルピリン水和物、アセトアミノフェン、イソニアジド、リファンピシン、バルプロ酸ナトリウム、カルバマゼピン、マクロライド系抗菌薬などで起こる。

4）腎障害
- アムホテリシンB、アミノグリコシド系抗菌薬、β-ラクタム系抗菌薬、サイアザイド系利尿薬などで起こる。

5）中枢神経障害

- アミノグリコシド系抗菌薬（ストレプトマイシン硫酸塩、カナマイシン硫酸塩、ゲンタマイシン硫酸塩、フラジオマイシン硫酸塩、リボスタマイシン硫酸塩など）やアスピリンは難聴、耳鳴りなどの第8脳神経障害を起こしやすい。
- ニューキノロン系抗菌薬は、けいれんを起こすことがある。

6）その他

- 催奇形性や発がん性がある。

3 口腔領域における副作用、有害作用（表7-2）

表7-2 口腔領域に現れる主な副作用・有害作用

副作用	薬品名
歯肉増殖	抗てんかん薬：フェニトイン カルシウム拮抗薬：ニフェジピン、ニカルジピン塩酸塩、ジルチアゼム塩酸塩 　　　　　　　　　ベラパミル塩酸塩 免疫抑制薬：シクロスポリン
口腔乾燥（症）	抗不安薬：ジアゼパム 抗精神病薬：クロルプロマジン塩酸塩、ハロペリドール 三環系抗うつ薬：イミプラミン塩酸塩 抗躁薬：炭酸リチウム 散瞳薬：アトロピン硫酸塩水和物 鎮痙薬：スコポラミン臭化水素酸塩水和物 ステロイド性抗炎症薬：デキサメタゾン 抗ヒスタミン薬：プロメタジン塩酸塩 　　　　　　　　d-クロルフェニラミンマレイン酸塩 カルシウム拮抗薬：ニフェジピン、ニカルジピン塩酸塩 　　　　　　　　　ベラパミル塩酸塩 抗パーキンソン薬：レボドパ 利尿薬：フロセミド
歯の形成不全・着色 エナメル質減形成 歯の形成障害	抗菌薬：テトラサイクリン塩酸塩、ミノサイクリン塩酸塩 齲蝕予防薬：フッ化物 活性型ビタミンD_3製剤：アルファカルシドール 痛風発作治療薬：コルヒチン
顎骨壊死 （ビスホスホネート関連）	骨粗鬆症治療薬：ビスホスホネート製剤 （アレドロン酸ナトリウム水和物、エチドロン酸二ナトリウム、リセドロン酸ナトリウム水和物、ミノドロン酸水和物、ゾレドロン酸水和物）

1）歯肉増殖（gingival hypertrophy）

- フェニトイン（抗てんかん薬）、ニフェジピン、ニカルジピン塩酸塩、ジルチアゼム塩酸塩、ベラパミル塩酸塩などのカルシウム拮抗薬（高血圧や狭心症の治療薬）、シクロスポリン（免疫抑制薬）などを長期にわたり連用した場合、歯肉増殖が起こる。

2）口腔乾燥（症）（xerostomia）

- ジアゼパム（抗不安薬）、クロルプロマジン塩酸塩（抗精神病薬）、イミプラミン塩酸塩（三環系抗うつ薬）、アトロピン硫酸塩水和物（散瞳薬）、スコポラミン臭化水素酸塩水和物（鎮

痙薬)、プロメタジン塩酸塩（抗ヒスタミン薬）などは口腔乾燥症を起こしやすい。

3）味覚障害
- テガフール（抗悪性腫瘍薬）、ドキシサイクリン塩酸塩を連用すると味覚障害を起こす。

4）歯の形成不全と着色
- テトラサイクリン塩酸塩、ミノサイクリン塩酸塩で歯の着色、形成不全、フッ化物で斑状歯、フッ化ジアンミン銀、フッ化第一スズで歯の着色、コルヒチン、ビタミンD、などで歯の形成不全を起こしやすい。

5）顎骨壊死（ビスホスホネート関連）
- 骨粗鬆症治療薬のビスホスホネート（BP：アレドロン酸ナトリウム水和物、エチドロン酸二ナトリウム、リセドロン酸ナトリウム水和物、ミノドロン酸水和物、ゾレドロン酸水和物など）で顎骨壊死が起こることがある。

4 中毒

- 薬物は多かれ少なかれ毒性があり、大量に服用すると毒性を現す。
- 薬物中毒、食中毒（アルコール、フグ、毒キノコ）、農薬中毒（有機リン系殺虫剤、除草剤）、家庭用品（煙草、乾燥剤、洗剤、漂白剤）の誤飲による中毒、ガス類による中毒（一酸化炭素、塩素ガス、シンナー、有機溶媒、サリン）、重金属中毒（水銀、カドミウム、鉛、ヒ素）などがある。
- 中毒には急性中毒と慢性中毒がある。

1）急性中毒
- 一度に大量の化学物質を摂取することにより起こる。

2）慢性中毒
- 長期間の摂取で、体内に化学物質が蓄積して起こる。
- 水銀（水俣病）、カドミウム（イタイイタイ病）、鉛、ヒ素、銅、フッ化物（斑状歯）などがある。

3）解毒薬
- 主な中毒の原因物質と解毒薬について表7-3に示した。

表7-3 主な中毒の原因物質と解毒薬

解毒薬	原因物質
ジメルカプロール	水銀、ヒ素、鉛、金、アンチモン
D-ペニシラミン	水銀、鉛、銅
チオ硫酸ナトリウム	ヒ素、シアン化合物
エデト酸カルシウムニナトリウム	鉛
デフェロキサミンメシル酸塩	鉄
プラリドキシムヨウ化メチル	有機リン剤
アトロピン硫酸塩水和物	有機リン剤
抗血清	ボツリヌス中毒

07 薬物の副作用、有害作用、中毒および相互作用

5 薬物相互作用（表7-4）

- 2種類以上の薬物を併用した場合、生体内において、ある薬物の作用が他の薬物により、増強されたり、減弱されるなどの影響を受ける薬物相互作用が出現することがある。
- 薬物相互作用は、食物、喫煙、飲酒、その他の嗜好品、環境物質との間でも起こる。

表7-4 薬物相互作用

薬物	併用薬物など	相互作用
テトラサイクリン系抗菌薬 ニューキノロン系抗菌薬 ビスホスホネート系薬	制酸剤（Ca^{2+}、Mg^{2+}、Al^{3+}含有） 牛乳	吸収低下
セフジニル	鉄剤	吸収低下
ニューキノロン系抗菌薬	非ステロイド性抗炎症薬 ワルファリンカリウム 制酸剤（Ca^{2+}、Mg^{2+}、Al^{3+}含有） テオフィリン	けいれん発作 抗凝血作用増強（出血） 吸収低下 テオフィリンの作用増強（中毒症状）
アスピリン、インドメタシン、抗菌薬（ペニシリン系、セフェム系マクロライド系、クロラムフェニコール系） 非ステロイド性抗炎症薬（アリール酢酸系、アントラニル酸系、オキシカム系） 糖尿病治療薬（グリベンクラミド、グリクラジド、インスリン） 痛風治療薬（アロプリノール、プロベネシド） 抗悪性腫瘍薬（タモキシフェン、アザチオプリン） 抗血栓薬（アスピリン、ヘパリン、ウロキナーゼ） 抗真菌薬（アゾール系：ミコナゾールなど）	ワルファリンカリウム	抗凝血作用増強（出血）
アスピリン、インドメタシン ベンジルペニシリンカリウム	プロベネシド	薬物の作用増強
アスピリン	糖尿病治療薬	血糖降下作用増強
アドレナリン	ハロタン MAO阻害薬 三環系抗うつ薬（イミプラミン塩酸塩） 非選択性β遮断薬（プロプラノロール塩酸塩） 抗精神病薬（クロルプロマジン塩酸塩、ハロペリドール）	心室細動、不整脈 血圧上昇 血圧上昇 血圧上昇 血圧低下
カルシウム拮抗薬 トリアゾラム シクロスポリン	グレープフルーツジュース	薬物の作用増強
ワルファリンカリウム	納豆	薬物の作用減弱

1）薬物の吸収過程における相互作用

- 吸収過程においてテトラサイクリン系抗菌薬と牛乳、Ca^{2+}、Mg^{2+}、Al^{3+} などを含んだ制酸剤あるいは鉄剤を併用すると難溶性の化合物を形成し、テトラサイクリン系抗菌薬の吸収が低下する。
- ニューキノロン系抗菌薬（オフロキサシン、ロメフロキサシン塩酸塩、レボフロキサシン水和物、トスフロキサシントシル酸塩水和物、シタフロキサシン水和物など）は制酸剤との併用により吸収が低下し、効果が減弱される。
- ニューキノロン系抗菌薬と非ステロイド性抗炎症薬との併用により、けいれん発作を起こすことがある。

2）薬物の分布過程における相互作用

- 抗凝血薬のワルファリンカリウムは、アスピリン、インドメタシンなどと併用すると、出血傾向が起こる（血漿タンパク結合置換）。
- ワルファリンカリウムは、経口糖尿病治療薬（グリベンクラミド、グリクラジド、インスリン）、痛風治療薬（アロプリノール、プロベネシド）、抗悪性腫瘍薬（タモキシフェン、アザチオプリン）、抗真菌薬（ミコナゾール）、抗原虫薬（キニーネ、メトロニダゾール）、抗血栓薬（アスピリン、ヘパリン、ウロキナーゼ）などとの併用でも出血傾向がみられる。

3）薬物の代謝過程における相互作用

- フェノバルビタールと抗凝血薬のワルファリンカリウムを併用すると抗凝血作用は減弱する（フェノバルビタールはワルファリンカリウムの代謝酵素を誘導）。
- 喘息の治療に用いる気管支拡張薬（テオフィリン）と抗潰瘍薬（シメチジン）を併用すると、テオフィリンの血中濃度は上昇し、中毒を起こすことがある（シメチジンはテオフィリンの代謝酵素を阻害）。

4）薬物の排泄過程での相互作用

- ペニシリン系抗菌薬（ベンジルペニシリンカリウム：PCG）とプロベネシドの併用により、PCG の尿細管分泌が抑制され、PCG の作用が持続する。

（大浦　清）

07 薬物の副作用、有害作用、中毒および相互作用

練習問題

次の問いに○×で答えてみよう（解答は巻末）

1. 治療上必要な作用を副作用という。
2. ペニシリン系抗菌薬によってアナフィラキシーショックが引き起こされる。
3. アレルギーは先天的なものである。
4. ヨード造影剤はアレルギーを起こすことがある。
5. 防腐剤のメチルパラベンはアレルギーを起こしやすい。
6. クロラムフェニコールは再生不良性貧血を起こしやすい。
7. ゲンタマイシン硫酸塩は、難聴を起こしやすい
8. ハロタンは肝障害を起こしにくい。
9. アムホテリシンBは腎障害を起こしやすい。
10. カルシウム拮抗薬は歯肉増殖を起こすことがある。
11. 抗けいれん薬のフェニトインは歯肉増殖を起こしにくい。
12. 免疫抑制薬のシクロスポリンは、歯肉増殖を起こすことがある。
13. アトロピン硫酸塩水和物は口腔乾燥症を起こしやすい。
14. テトラサイクリン塩酸塩は歯の着色を起こしやすい。
15. アトロピン硫酸塩水和物は、有機リン系殺虫剤の解毒薬に使用される。
16. フッ化物の慢性中毒で斑状歯が起こる。
17. ワルファリンカリウムとアスピリンを併用すると血液凝固が起こることがある。
18. 経口糖尿病薬と非ステロイド性抗炎症薬を併用すると高血糖になり糖尿病が悪化する。
19. テトラサイクリン塩酸塩を牛乳で飲むと吸収が良くなる。
20. ハロタンとアドレナリンを併用すると不整脈を起こすことがある。
21. ニューキノロン系抗菌薬と非ステロイド性抗炎症薬を併用するとけいれん発作を起こすことがある。
22. カルシウム拮抗薬をグレープフルーツジュースで飲むと効果が減弱される。

一般薬理学各論

第 II 部

- 08 自律神経系に作用する薬物
- 09 中枢神経系に作用する薬物
- 10 呼吸器に作用する薬物
- 11 循環器に作用する薬物
- 12 腎臓に作用する薬物
- 13 消化器系に作用する薬物
- 14 代謝系に作用する薬物
- 15 免疫系に作用する薬物

08 自律神経系に作用する薬物

> **この章のまとめ**
>
> ☐ 自律神経には交感神経と副交感神経があり、内臓平滑筋（消化管、気管支、血管）、心筋、分泌線などを不随意的に支配する。
> ☐ 多くの臓器は、交感神経と副交感神経の拮抗的二重支配を受ける。
> ☐ 自律神経の節前線維は神経伝達物質としてアセチルコリンを放出し、自律神経節でシナプスを形成する節後線維のニコチン受容体を活性化する。
> ☐ 交感神経節後線維の神経伝達物質であるノルアドレナリンは、標的臓器のアドレナリン受容体を活性化する。
> ☐ 交感神経の支配を受ける副腎髄質は、ホルモンとしてアドレナリンやノルアドレナリンを血中に分泌する。
> ☐ 副交感神経節後線維の神経伝達物質であるアセチルコリンは、標的臓器のムスカリン受容体を活性化する。
> ☐ アドレナリン受容体アゴニストは、血管収縮（$α_1$）、交感神経抑制（$α_2$）、心機能亢進（$β_1$）、気管支拡張（$β_2$）、血管拡張（$β_2$）、血糖値上昇（$β_2$）を起こす。
> ☐ ムスカリン受容体アゴニストは、血管拡張（M_3）、心機能抑制（M_2）、唾液分泌亢進（M_3）、消化管機能亢進（M_3）を起こす。
> ☐ 交感神経の間接作用薬としてカテコラミンの再取り込みを阻害する薬物、間接遮断薬としてシナプスの神経伝達物質を枯渇させる薬物が用いられる。
> ☐ 副交感神経の間接的作用薬として、アセチルコリン分解酵素（コリンエステラーゼ）を阻害する薬物が用いられる。
> ☐ ニコチン受容体アゴニストで自律神経節が興奮すると、動脈・静脈に対して交感神経様作用、心臓、唾液腺、消化管、虹彩に対して副交感神経様作用が起こる。

1 交感神経系に作用する薬物

- 交感神経は、「闘争、憤怒、逃走」に必要な状態を作り出す。これらの状態では、血液を介して活動に必要な酸素とブドウ糖が筋肉に送り込まれる。
- 交感神経はアドレナリン受容体を介して心機能亢進、平滑筋の弛緩（気管支、冠血管、肺や骨格筋の血管）、血糖値の上昇、末梢血管収縮などの生体反応を起こす。
- 交感神経系に作用する薬物は、アドレナリン受容体作用薬（アゴニスト）、アドレナリン受

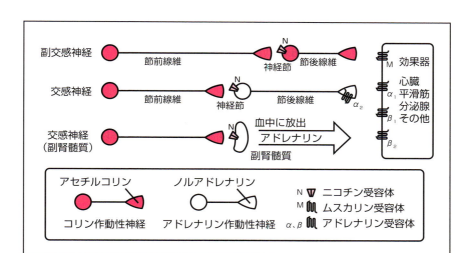

図 8-1 自律神経系の伝達物質と受容体
神経節より中枢側の神経を節前線維、末梢側を節後線維という。節前線維は交感神経、副交感神経とも神経伝達物質としてアセチルコリンを遊離するコリン作動性神経である。節後線維から遊離したアセチルコリンは節後線維のニコチン受容体に作用する。副交感神経の節後線維はコリン作動性神経であり、神経終末から遊離したアセチルコリンは効果器のムスカリン受容体に作用する。一方、交感神経の節後線維はアドレナリン作動性神経であり、神経終末から遊離したノルアドレナリンは効果器のアドレナリン受容体に作用する。アドレナリン受容体には、$α_1$、$α_2$、$β_1$、$β_2$のサブタイプが存在し、ノルアドレナリンは$α_1$、$α_2$、$β_1$受容体に作用する。交感神経系が活性化すると副腎髄質から血中にアドレナリンが放出される。アドレナリンは$α_1$、$α_2$、$β_1$、$β_2$受容体に作用する。

容体遮断薬（アンタゴニスト）、交感神経終末に作用する薬物に分類される。

- アドレナリン受容体には$α_1$、$α_2$、$β_1$、$β_2$のサブタイプが存在する。
- $α_1$受容体の主な作用は血管収縮による血圧上昇である。これは$G_{q/11}$タンパク質を介する細胞内Ca^{2+}濃度上昇による平滑筋収縮作用によるものである。
- $α_2$受容体はシナプス前膜に存在し、ノルアドレナリンの放出を抑制する。この作用は$G_{i/o}$タンパク質を介するcAMP生成の抑制によるものである。
- $β_1$受容体の主な作用は心機能亢進である。この作用はG_sタンパク質を介するcAMP生成によるものである。
- $β_2$受容体の主な作用は平滑筋の弛緩と血糖値の上昇である。この作用はG_sタンパク質を介するcAMP生成によるものである。

表 8-1 自律神経と生体反応

臓器	交感神経系	副交感神経系
瞳孔	散瞳（$α_1$）	縮瞳（M）
心臓	機能亢進（$β_1$）	機能低下（M）
血管	収縮（$α_1$） 拡張（$β_2$）	拡張（M）
気管支	拡張（$β_2$）	収縮（M）
肝臓・骨格筋	グリコーゲン分解（$β_2$）	---
唾液腺	タンパク質分泌（$β$）	水・電解質分泌（M）
消化管	機能抑制（$β_2$）	機能亢進（M）

08 自律神経系に作用する薬物

遮断作用があり、これらの薬物によって唾液分泌が抑制される。
- 利尿薬は唾液分泌に関与するイオン輸送機構の抑制によって唾液分泌を抑制する。

表 8-5　口腔乾燥症治療薬と唾液分泌に影響を与える薬物

抗コリン薬（アトロピン、スコポラミン）
三環系抗うつ薬（イミプラミン）
フェノチアジン系抗精神病薬（クロルプロマジン）
ブチロフェノン系抗精神病薬（ハロペリドール）
ベンゾジアゼピン系抗不安薬・催眠薬（ジアゼパム）
抗ヒスタミン薬（クロルフェニラミン、ジフェンヒドラミン）
利尿薬（クロロチアジド、フロセミド）

3 自律神経節に作用する薬物

- 交感神経系と副交感神経系に存在する自律神経節では、いずれも節前線維から放出されたアセチルコリンが節後線維のニコチン受容体（神経型：N_N）に結合して伝達が起こる。
- ニコチン性神経伝達を刺激する神経節興奮薬と、抑制する神経節遮断薬がある。
- 神経節興奮薬あるいは遮断薬の作用は、各臓器を支配する交感または副交感神経のいずれが優位であるかに影響される。

表 8-6　自律神経節興奮薬と遮断薬の作用

部位	優位な神経	節遮断効果
動脈 静脈	交感神経 （アドレナリン作動性）	血管拡張、血圧低下 血管拡張、血液貯留
心臓 胃腸管 唾液腺 膀胱 虹彩	副交感神経 （コリン作動性）	心拍数増加 腸運動減少、便秘 口腔乾燥 尿貯留 散瞳
汗腺	交感神経 （コリン作動性）	無汗症

（1）自律神経節興奮薬

ニコチン受容体のアゴニストであるアセチルコリンとニコチンは、節後神経終末からノルアドレナリンあるいはアセチルコリンを遊離させる。ただし、ニコチンの大量投与は脱分極の持続によって節遮断作用を示す。

（2）自律神経節遮断薬

ニコチン受容体（神経型：N_N）のアンタゴニストであるヘキサメトニウムは、節前神経終末から遊離したアセチルコリンとの拮抗により伝達を遮断する。

（谷村明彦）

練習問題

次の問いに○×で答えてみよう（解答は巻末）

1. 交感神経の神経伝達物質はアドレナリンである。
2. アドレナリンはノルアドレナリンよりも血圧上昇作用が強い。
3. ノルアドレナリンは冠血管を拡張する。
4. 交感神経節前線維はコリン作動性である。
5. β受容体アゴニストは血糖値を低下させる。
6. β受容体アンタゴニストは高血圧治療薬として用いられる。
7. 非選択的α受容体アンタゴニストは心機能を亢進する。
8. $α_2$受容体アンタゴニストは交感神経活動を抑制する。
9. 非選択的β遮断薬は、選択的$β_2$遮断薬よりも臨床的価値が大きい。
10. ムスカリン受容体遮断薬は心拍数を増加させる。
11. 間接的コリン作用薬はムスカリン受容体に結合する。
12. コリンエステラーゼ阻害薬は副交感神経の作用を減弱させる。
13. 神経節遮断薬は血圧を低下させる。
14. 神経節遮断薬は心機能を亢進する。
15. アトロピンは腸運動を低下させる。
16. アテノロールは心機能を亢進する。
17. ピロカルピンは唾液分泌を抑制する。
18. メトキサミンは高血圧の治療に用いられる。
19. プロプラノロールは高血圧の治療に用いられる。
20. サルブタモールには気管支拡張がある。

09 中枢神経系に作用する薬物

この章のまとめ

- 神経症治療薬（抗不安薬）にはベンゾジアゼピン系薬物（ジアゼパムなど）がある。
- 催眠薬にはベンゾジアゼピン系薬物（トリアゾラム、エチゾラム、フルニトラゼパムなど）ならびにバルビツール酸系薬物（フェノバルビタール、チオペンタール、チアミラールなど）がある。
- 抗てんかん薬にはGABA$_A$受容体の機能を強化する薬物（フェノバルビタール、ジアゼパムなど）、電位依存性Na$^+$チャネルを遮断する薬物（フェニトイン、カルバマゼピンなど）ならびに電位依存性Ca^{2+}チャネルを遮断する薬物がある。
- パーキンソン病治療薬にはドパミン前駆物質（レボドパ）ならびにドパミン受容体作用薬（ブロモクリプチンなど）がある。
- 統合失調症治療薬（精神安定薬）にはドパミンD$_2$受容体遮断薬（クロルプロマジンなど）がある。
- うつ病治療薬には三環系抗うつ薬（イミプラミン、デシプラミンなど）、四環系抗うつ薬（マプロチリンなど）ならびに選択的セロトニン再取込み阻害薬（フルボキサミンなど）がある。

1 催眠薬

- 催眠薬は、鎮静作用や催眠作用により睡眠障害のなかで主に不眠症に適応される薬物の総称
- 催眠薬は化学構造により主にベンゾジアゼピン系ならびにバルビツール酸系に分類

1）ベンゾジアゼピン系催眠薬

- ベンゾジアゼピン系薬物のうち、鎮静・催眠作用の強いものを催眠薬として臨床応用
- 他の催眠薬と比較して安全域が広く、薬物耐性および薬物依存形成能も弱い。
- 作用時間の異なる薬物が揃っていることなど利点が多く、不眠に対する第一選択薬として汎用

  ①トリアゾラム：超短時間型（半減期6時間以内）

  ②ロルメタゼパム、エチゾラム：短時間型（半減期6〜12時間以内）

  ③ニトラゼパム、フルニトラゼパム：中間型（半減期12〜24時間以内）

  ④フルラゼパム、ハロキサゾラム：長時間型（半減期24時間以上）

（1）作用機序

- GABA$_A$受容体のベンゾジアゼピン結合部位に結合し、GABAによるCl$^-$チャネルの開口時間

を延長することでCl⁻の細胞内流入を亢進させ、シナプス後膜の過分極による興奮性シナプス伝達を阻害

（2）薬物動態
- ベンゾジアゼピン系薬は消化管からよく吸収され、脂溶性が高く脳への移行も迅速で作用発現は速い。
- 多くの薬物は肝臓で酸化的代謝を受けたのち、グルクロン酸抱合体となり尿中に排泄
- ベンゾジアゼピン系薬物は酵素誘導を起こさず、薬物相互作用は少ない。

（3）副作用
- 重大な副作用は比較的少ないが、尿漏れやふらつき、一過性の前向性健忘症（途中覚醒し、再度入眠した場合、途中覚醒時の出来事の記憶が消失すること）がある。
- 重大な副作用として呼吸抑制が現れることがある。
- 呼吸抑制に対する治療薬として**フルマゼニル**（ベンゾジアゼピン受容体遮断薬）が使用される。
- 口腔乾燥を引き起こす（唾液分泌の抑制）。
- 超短・短時間型では連用を中止すると、反跳性不眠を引き起こし、不安が強くなる。

（4）関連する薬物
- その他にベンゾジアゼピン骨格をもたないが、ベンゾジアゼピン結合部位に作用する薬物としてゾルピデムならびにゾピクロンがある。

2）バルビツール酸系催眠薬
- バルビツール酸系薬物は長い間、鎮静および催眠薬の主流として汎用
- ベンゾジアゼピン系催眠薬の出現により、現在では急性かつ短時間で改善が期待される不眠症に限り使用
- **依存性・耐性**形成能が強く、狭い安全域
- 誘発される睡眠は自然睡眠パターンとは異なり、ベンゾジアゼピン系催眠薬に比べて欠点が多い。
- **フェノバルビタール**は抗てんかん薬として、**チオペンタール**ナトリウムならびに**チアミラール**ナトリウム（サイアミラール）は静脈麻酔薬・麻酔補助薬として臨床応用
- **バルビタール**は他剤が無効な場合、不眠症に使用する。

（1）作用機序
- **GABA_A受容体**のバルビツール酸結合部位に結合し、GABAによる**Cl⁻チャネル**の開口時間を延長することでCl⁻の細胞内流入を亢進させ、シナプス後膜の過分極による興奮性シナプス伝達を抑制

（2）薬物動態
- バルビツール酸系薬物は弱酸で、経口投与による腸管からの吸収は非イオン型の量に依存
- チオペンタールならびにチアミラールは脂溶性が極めて高く、脳への移行は迅速であるが、脂肪組織への移行は遅い（再分布）。作用発現が速く、作用時間は短い。
- フェノバルビタールは脂溶性が低く、血中でイオン型になる割合が高く組織分布が遅く、作用時間は長い。

- フェノバルビタールは薬物代謝酵素（シトクロム P-450）を誘導するので、薬物相互作用の注意が必要である。

（3）副作用
- バルビツール酸系薬物は安全域が狭く（催眠量は致死量の 1/6）、過剰や自殺目的で過量服用した場合、昏睡、呼吸抑制、血圧下降などの急性中毒症状が発現し、呼吸麻痺により死に至る。

（4）禁忌
- 肝障害、腎障害のある場合（副作用増強）
- 急性間欠性ポルフィリン症（疝痛や精神疾患症状などの急性症状誘発・悪化させる）

2　神経症治療薬（抗不安薬）

- ベンゾジアゼピン系薬物のうち、抗不安作用の強いものを神経症治療薬として臨床応用
- ベンゾジアゼピン系薬物は低用量で抗不安作用を、高用量で鎮静・催眠作用を発揮する。

（1）ベンゾジアゼピン系神経症治療薬
　①エチゾラム：短時間型（半減期 6〜12 時間以内）麻酔導入薬としての適応
　②ロラゼパム、アルプラゾラム：中間型（半減期 12〜24 時間以内）
　・ロラゼパムは抗うつ薬より即効性があるため、パニック発作の緊急治療に用いられる。
　③ジアゼパム、クロルジアゼポキシド：長時間型（半減期 24 時間以上）

3　中枢神経疾患治療薬

1）抗てんかん薬（図 9-1）

- てんかんは、脳波の異常を伴う多様な症状群であり、けいれんや意識障害などが発作的に繰り返して起こる慢性脳障害
- 抗てんかん薬はてんかんの種類によって選択することが必要、適切に使用しないと症状を逆に悪化させることもある。
- てんかんの分類：
　　強直・間代発作（大発作）：意識が消失し四肢硬直、間代性けいれんを起こす。
　　欠伸発作（小発作）：短い意識障害（通常 10 秒以下）を起こし、けいれんを伴わないことが多い。
　　部分発作：一側の大脳半球の一部から発作が始まり、意識障害・異常行動などを起こす。

（1）GABA$_A$ 受容体の機能を強化する薬物
①フェノバルビタール：バルビツール酸系薬物
- バルビツール酸誘導体の古典的な抗てんかん薬、現在でも抗てんかん薬の代表の一つとして広く使用
- 長時間作用型であるが催眠用量より少ない量で抗けいれん作用をもつ。
- 強直・間代発作（大発作）に有効、欠伸発作（小発作）には無効
- ヒダントイン系抗てんかん薬であるフェニトインとの合剤としても使用

②プリミドン：生体内でフェノバルビタールに変換（プロドラッグ）
- 欠伸発作（小発作）以外のほとんどの型のてんかんに有効

③ジアゼパム、ニトラゼパム、クロナゼパム：ベンゾジアゼピン系薬物
- ベンゾジアゼピン系薬物のうち、作用時間が比較的長く、抗けいれん作用の強いものを抗てんかん薬として臨床応用
- ジアゼパムはてんかん発作重積症（1回の発作が長く遷延、発作が頻回反復するなどの症状）の第一選択

④バルプロ酸ナトリウム
- 小発作（欠伸発作）に大発作（全般強直間代性発作）が合併する場合の第一選択薬
- GABAトランスアミナーゼ（GABA分解酵素）の阻害

（2）電位依存性 Na⁺ チャネルを遮断する薬物

①フェニトイン（ジフェニルヒダントイン）：ヒダントイン系薬物
- 強直・間代発作（大発作）と部分発作に最も有効
- けいれん抑制量では鎮静作用が少ないのが特徴
- 発作焦点からのてんかん発作の広がりを阻止
- 副作用として歯肉増殖（歯肉肥大）

②カルバマゼピン：イミノスチルベン系薬物
- 部分発作の第一選択薬ならびに三叉神経痛の特効薬

（3）電位依存性 Ca²⁺ チャネルを遮断する薬物

①トリメタジオン
- 小発作（欠伸発作）が単独で起こった場合の第一選択薬
- 催奇形性が最も強く他の副作用も強いため、バルプロ酸やエトスクシミドが無効の場合のみ使用

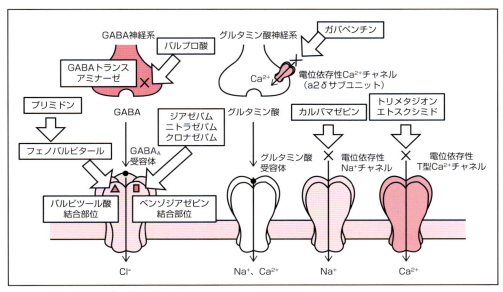

図 9-1　抗てんかん薬の薬理作用点

- 禁忌：妊婦

②エトスクシミド
- その他の薬物としてトリメタジオンの副作用を軽減するために開発されたエトスクシミドや部分発作に対する抗てんかん薬と併用するガバペンチンがある。

2）パーキンソン病治療薬

- パーキンソン病は錐体外路系の黒質—線条体ドパミン神経経路が変性・脱落で発症（錐体外路症状）
- 通常、線条体でのドパミン量が健常者の20％以下に減少するとパーキンソン病発症
- 脳内のドパミン神経伝達を賦活化する薬物がパーキンソン病治療に有効

（1）ドパミン前駆物質

①レボドパ、L-ドパと呼ばれる。

②ドパ脱炭酸酵素抑制薬配合剤：レボドパとカルビドパ（ドパ脱炭酸酵素阻害薬）
- カルビドパが末梢でのレボドパからドパミンへの変換を阻害する。
- ドパミンは血液脳関門を通過できないため、ドパミン前駆体のL-ドパが第一選択薬
- 副作用：ドパ誘発性口腔ジスキネジア（口とあごの不随意運動）

（2）ドパミン受容体作用薬

①ブロモクリプチン：D_2受容体アゴニスト

②プラミペキソール：D_2/D_3受容体アゴニスト
- その他にドパミン放出促進薬としてアマンタジンや、ドパミン代謝阻害薬としてセレギリン（デプレニル）（B型モノアミン酸化酵素〈MAO-B〉阻害薬）とエンタカポン（カテコール-O-メチルトランスフェラーゼ〈COMT〉阻害薬）がある。

（3）抗コリン薬（中枢ムスカリン性アセチルコリン受容体遮断薬）

①トリヘキシフェニジル

②ビペリデン
- 線条体内ドパミン量が減ると相対的にアセチルコリン作動性神経が優位となり、抗コリン薬も有効
- 統合失調症治療薬による薬物性パーキンソン病に有効である。

（4）ノルアドレナリン前駆体

①ドロキシドパ（droxidopa, L-threo-DOPS）
- パーキンソン病ではドパミン以外にノルアドレナリンの欠乏があり、ノルアドレナリン補充治療も有効

3）アルツハイマー病治療薬

- アセチルコリンエステラーゼ阻害薬として、ドネペジル、ガランダミンならびにリバスチグミンがある。
- NMDA型グルタミン酸受容体遮断薬としてメマンチンがある。

4 精神疾患治療薬

1）統合失調症治療薬（精神安定薬）

- 統合失調症は陽性症状と陰性症状の二つの症候群に分類
- 陽性症状：幻覚・妄想などの陽性症状であり、ドパミン D_2 受容体遮断薬の反応性がよく、ドパミン D_2 受容体増加の関与（ドパミン仮説）
- 陰性症状：感情平板化、談話貧困、意欲減退などであり、グルタミン酸作動性神経の機能低下が関与（グルタミン酸仮説）。ドパミン D_2 受容体遮断薬の反応性が悪く、NMDA 受容体作用薬の反応性がよい。

（1）ドパミン D_2 受容体遮断薬

①クロルプロマジン

- 統合失調症の陽性症状の改善：中脳辺縁系のドパミン D_2 受容体遮断、陰性症状に対する効果は小さい。
- 麻酔、睡眠、鎮静作用の増強
- 制吐作用：延髄の化学受容器のドパミン D_2 受容体遮断
- 体温下降作用：視床下部体温中枢のセット・ポイント下降
- 副作用：パーキンソン様症状（錐体外路症状）：黒質線条体系のドパミン D_2 受容体遮断
  　　　　高プロラクチン血漿（乳汁分泌）：下垂体漏斗系のドパミン D_2 受容体遮断
  　　　　口渇・便秘：抗コリン作用
  　　　　口腔ジスキネジア
  　　　　$α_1$ 受容体遮断作用を示すため、アドレナリンによる血圧の上昇が消失し、むしろ降圧作用を示す（血圧反転）。

②ハロペリドール

- 幻覚・妄想（陽性症状）に対する治療効果が高い、睡眠作用は弱い。
- 麻酔、睡眠、鎮静作用の増強

③ドロペリドール

- 統合失調症治療薬として開発されたが、現在では麻酔薬として用いられる。
- 単独で麻酔前投薬に用いられ、フェンタニルと併用することで神経遮断性無痛法（NLA）となる。

2）うつ病治療薬

- 憂うつ感や気分の落込みならびに不安感には、脳内ノルアドレナリンならびにセロトニン作動性神経活動の低下が関与（モノアミン仮説）
- 脳内モノアミン（ノルアドレナリンならびにセロトニン）を増やす薬物にうつ病の治療効果

（1）第1世代：三環系抗うつ薬

①イミプラミン：ノルアドレナリン／セロトニンの再取込み阻害作用
②デシプラミン：ノルアドレナリンの再取込み阻害作用に比較的選択的

- 抗うつ作用：脳内ノルアドレナリンやセロトニン作動神経終末において、遊離されたノルアドレナリンやセロトニンの再取込みを強く阻害

10 呼吸器に作用する薬物

> **この章のまとめ**
> - 気管支喘息は気管支が慢性炎症を起こす疾患である。その症状は、咳、呼吸困難、気道狭窄、喘鳴などである。
> - 気管支喘息治療薬は、気管支拡張薬、副腎皮質ステロイド薬、抗アレルギー薬に大別される。適用には、予防（長期管理、維持）と発作治療がある。気道への局所投与（吸入）と全身投与（経口・注射・皮膚に貼付）がある。
> - 気管支喘息の原因とされ、禁忌になっている薬物に NSAIDs がある。
> - その他に、慢性閉塞性肺疾患治療薬、鎮咳薬、去痰薬がある。

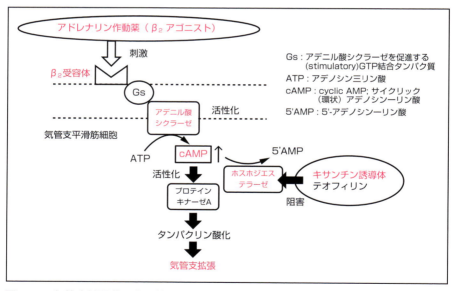

図 10-1　気管支拡張薬の作用機序

1 気管支喘息治療薬

1）気管支拡張薬

気管支平滑筋を直接弛緩させる薬物。炎症に対する抑制作用はない。

（1）β₂作用薬

- 代表的薬物：サルブタモール、プロカテロール、テルブタリン（以上、β₂選択的）、アドレ

ナリン（非選択的）
- 作用機序：**β₂アドレナリン受容体**と結合→アデニル酸シクラーゼの活性化→cAMP増加→気管支拡張

【注意】非選択的作用薬はβ₁受容体への刺激によって不整脈を起こす可能性がある。

（2）キサンチン誘導体（ホスホジエステラーゼ阻害薬）
- 代表的薬物：**テオフィリン、アミノフィリン**
- 作用機序：ホスホジエステラーゼ（cAMP分解酵素）の阻害→cAMP増加→気管支拡張
- その他に、強心作用、利尿作用、中枢興奮作用がある。

（3）抗コリン薬
- 代表的薬物：イプラトロピウム
- 作用機序：**ムスカリンM₃受容体**を競合的に拮抗→ホスホリパーゼC（PKC）の抑制→細胞内Ca^{2+}濃度の低下→気管支拡張

2）副腎皮質ステロイド薬（ステロイド性抗炎症薬）
- 代表的薬物：**プレドニゾロン、ヒドロコルチゾン**、ベクロメタゾン
- 作用機序：炎症性サイトカイン（IL-4、IL-5、IL-13など）やケミカルメディエーター（PGE₂、TXA₂、LTC₄、LTD₄、ヒスタミンなど）の合成・放出を抑制して、気道反応性の低下を起こす。免疫細胞の抑制、血管透過性の抑制を起こす。直接的には平滑筋を弛緩させない。
- 副作用：**免疫抑制**（吸入薬で**口腔カンジダ症**が起きやすいので、使用後にうがいをする）、**副腎不全、副腎萎縮**（離脱症候群：突然投薬を中断したり、経口投与から吸入への切り替え時に起きやすい）、**骨粗鬆症**、糖尿病、声のかすれ

3）抗アレルギー薬
- 炎症メディエーターの合成阻害、遊離抑制あるいは受容体での拮抗による。
- **抗ヒスタミン薬**（ケトチフェン）、**ロイコトリエン**阻害薬、**トロンボキサン**阻害薬、ケミカルメディエーター遊離抑制薬（クロモグリク酸）がある。喘息予防に使用される。

4）気管支喘息を増悪する薬物
- **アスピリン**などの酸性**NSAIDs**は**アスピリン喘息**を惹き起こす。気管支喘息の患者に対しては、酸性NSAIDsのみならず、塩基性NSAIDsや**アセトアミノフェン**も添付文書では禁忌になっている。
- 気管支喘息患者には気管支収縮を起こす薬物は禁忌
  プロプラノロールなどのβ₂受容体拮抗薬
  ピロカルピンなどのM₃受容体作用薬
  モルヒネなどのオピオイド受容体作用薬
  チオペンタールなどの副交感神経刺激作用をもつ薬物

2 慢性閉塞性肺疾患（COPD）治療薬

- 肺気腫、慢性気管支炎などの慢性の気道閉塞を特徴とする呼吸器疾患である。
- 抗コリン薬、ステロイド性抗炎症薬、アドレナリン作用薬を吸入で用いる。

3 鎮咳薬

- 代表的薬物：**コデイン**、ジヒドロコデイン（以上は**麻薬性**）、デキストロメトルファン（非麻薬性）
- **コデイン**、ジヒドロコデインの 100 倍散（1%）以下は非麻薬の扱い。
- 作用機序：咳中枢の**オピオイド受容体**に働いて咳反射を抑制する。
  【注意】麻薬性鎮咳薬には**薬物依存**がある。気管支喘息や COPD には禁忌である。

4 去痰薬

- 気道からの分泌物の喀出を容易にする薬物である。
- 分泌促進薬（ブロムヘキシン）、粘液溶解薬（アセチルシステイン）、タンパク分解酵素（セラペプターゼ）、多糖類分解酵素（**リゾチーム**）などがある。

（山﨑　純）

練習問題

次の問いに○×で答えてみよう（解答は巻末）
1. 気管支喘息は気管支が慢性炎症を起こす疾患である。
2. 気管支喘息治療薬の吸入は長期的な管理には用いられない。
3. サルブタモールは β_2 アドレナリン受容体作用薬であって、気管支拡張薬に用いられる。
4. 気管支喘息治療に非選択的アドレナリン受容体作用薬を使用すると、α_1 受容体への刺激によって不整脈を起こす可能性がある。
5. イプラトロピウムはアデニル酸シクラーゼの活性化を介した cAMP 量の増加によって、気管支平滑筋を弛緩させる。
6. ベクロメタゾンやプレドニゾロンは炎症性サイトカインの合成抑制作用がある。
7. ステロイド性抗炎症薬は気管支平滑筋を直接弛緩させるため、気管支喘息治療に用いられる。
8. ヒドロコルチゾンは気管支喘息発作に対して静脈内投与で使用される。
9. 口腔カンジダ症を防ぐために、気管支喘息患者へのベクロメタゾンの吸入が推奨される。
10. ステロイド性抗炎症薬を吸入投与から経口投与へ切り替えるときに副腎不全が起こりやすい。
11. ロイコトリエン受容体やトロンボキサン受容体の拮抗薬は気管支喘息治療に用いられる。
12. ジヒドロコデインは咳中枢のムスカリン受容体に働いて鎮咳作用を示す。
13. 気管支喘息の患者に対して塩基性 NSAIDs やアセトアミノフェンを安心して使用できる。
14. 鎮咳薬は依存を起こさない。

11 循環器に作用する薬物

> **この章のまとめ**
> - 循環器に作用する治療薬には、高血圧治療薬、抗不整脈薬、心不全治療薬、狭心症治療薬がある。作用点は同じでも異なる目的で使用される薬物が多い。
> - 局所麻酔薬リドカインは抗不整脈薬にも用いられる。
> - ニトログリセリンやジギタリスの薬物動態に注意する。
> - カルシウム拮抗薬などの口腔内に副作用を起こす薬物や歯科での処方薬との相互作用を起こす薬物に注意する。

1 高血圧治療薬（降圧薬）

- 高血圧は収縮期血圧が140mmHg以上または拡張期血圧が90mmHg以上であることをいう。
- 高血圧治療薬は、血管、心臓、中枢または腎臓に働いて血圧を低下させる薬物である。

1）カルシウム拮抗薬

- 代表的薬物：ジヒドロピリジン系にはニフェジピン、ニカルジピン、アムロジピンがある。その他に、ジルチアゼムがある。
- 急激な血圧増加には、ニフェジピンをかまずに服用する。
- 作用機序：血管平滑筋の電位依存性L型Ca^{2+}チャネルを阻害し、末梢血管抵抗を減少させる。
- 副作用：歯肉増殖（歯肉肥大）、口腔乾燥

  【注意】シトクロムP-450を阻害する薬物や飲料物によって起きるジヒドロピリジン系との相互作用：(a) グレープフルーツジュースの飲用で降圧作用が増強

  (b) マクロライド系抗菌薬やアゾール系抗真菌薬（イミダゾール系とトリアゾール系の総称）（ミコナゾール、イトラコナゾール）との併用で降圧作用が増強

2）アンジオテンシン変換酵素（ACE）阻害薬（ACEI）（図11-1）

- 代表的薬物：カプトプリル、エナラプリル
- 作用機序：アンジオテンシンⅠからアンジオテンシンⅡへの変換酵素を抑制する。末梢血管抵抗の減少と循環血液量の低下。心肥大抑制効果と腎臓保護効果もある。
- 副作用：ブラジキニン分解抑制（キニナーゼの阻害）による空咳、味覚異常、口腔乾燥

3）アンジオテンシンⅡ受容体拮抗薬（ARB）

- 代表的薬物：ロサルタン
- 作用機序：アンジオテンシン受容体においてアンジオテンシンⅡを競合的に拮抗する。末梢

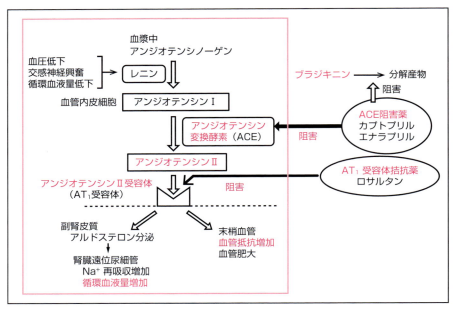

図 11-1　レニン - アンジオテンシン - アルドステロン系を遮断する高血圧治療薬

血管抵抗の減少と循環血液量の低下。心肥大抑制効果と腎臓保護効果もある。
- 副作用が少ない。

4) **利尿薬**（12章「腎臓に作用する薬物」参照）
- 代表的薬物：トリクロルメチアジド、フロセミド、スピロノラクトン
- 作用機序：Na^+ 再吸収抑制によって Na^+ 利尿効果が起こり循環血液量が低下する。

5) **β遮断薬**
- 代表的薬物：プロプラノロール、アテノロール
- 作用機序：$β_1$ 受容体の競合的拮抗による。心機能抑制や腎臓でのレニン分泌抑制を起こす。
- 副作用：$β_1$ 受容体遮断を原因とする心不全の誘発や心拍数低下
【注意】気管支喘息患者には $β_2$ 受容体を拮抗する薬物（プロプラノロール）は禁忌

6) **$α_1$ 遮断薬**
- 代表的薬物：プラゾシン
- 作用機序：血管平滑筋の $α_1$ 受容体で競合的に拮抗する。
- 副作用：起立性低血圧（立ちくらみ）

2　心不全治療薬

- 心不全は心拍出量が減少するために末梢臓器に血液を供給できない病態である。
- 心不全治療薬は、(1) 血圧（後負荷）や循環血液量（前負荷）を軽減したり、(2) 心臓のポンプ機能を高める。

1）前負荷・後負荷軽減薬
- 代表的薬物：利尿薬（フロセミド）、ARB、ACEI、硝酸薬
- 作用機序：血圧を下げる。循環血液量を下げる。

2）強心薬（図 11-2）

（1）強心配糖体
- 代表的薬物：ジギタリスの抽出物（ジゴキシン、ジギトキシン）、ウアバイン
- 作用機序：心筋細胞膜の Na^+–K^+ ポンプの阻害によって、細胞内 Ca^{2+} 濃度を増加させる。心収縮力増強作用と心拍数抑制作用をもたらす。利尿効果により循環血液量の低下が起きる。
- 副作用：ジギタリス中毒（催不整脈）

【注意】薬物相互作用：血清 K^+ 低下をもたらすサイアザイド系利尿薬、ループ利尿薬との併用で不整脈

【注意】ジギトキシンは腸肝循環で蓄積しやすく、治療係数が小さいので、治療薬物モニタリング（TDM）の対象

（2）β作用薬
- 代表的薬物：ドブタミン、ドパミン
- 作用機序：$β_1$ アドレナリン受容体などの刺激によって心収縮力増加作用を示す。慢性心不全に使う。静脈内投与として、心原性ショックなどの急性心不全の処置にも使う。

（3）ホスホジエステラーゼ阻害薬
- 代表的薬物：ミルリノン
- 作用機序：ホスホジエステラーゼを阻害して、cAMP 濃度を高めることで心収縮力の増加を示す。

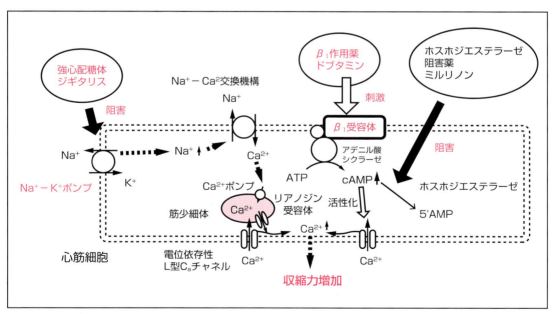

図 11-2　強心薬の作用機序

3 不整脈治療薬（抗不整脈薬）

- 異常な心拍リズムは、刺激伝導系における興奮生成や興奮伝導の異常からなる。
- 不整脈治療薬はクラスⅠ～Ⅳに分類される。

1）Na⁺チャネル抑制薬（クラスⅠ）

- 作用機序：電位依存性 Na⁺ チャネルを阻害することによって、活動電位の立上がり速度を抑制して、自動能や興奮伝導を抑制する。

（1）クラスⅠa（活動電位幅の延長、上室性・心室性不整脈に有効）
- 代表的薬物：プロカインアミド、キニジン

（2）クラスⅠb（活動電位幅の短縮、心室性不整脈に有効）
- 代表的薬物：リドカイン

（3）クラスⅠc（活動電位幅不変）
- 代表的薬物：フレカイニド

2）β受容体拮抗薬（クラスⅡ）

- 代表的薬物：プロプラノロール、アテノロール
- 作用機序：交感神経緊張によるβ₁アドレナリン受容体刺激を阻害して、頻脈性の上室性・心室性不整脈の発生を抑制する。

3）K⁺チャネル抑制薬（クラスⅢ）

- 代表的薬物：アミオダロン
- 作用機序：K⁺チャネルの抑制によって活動電位の再分極を抑えて活動電位幅を延長する。他剤無効の致死性不整脈に用いる。
- 副作用：QT時間の延長に引き続き、心室頻拍を起こすことがある。肺線維症

4）Ca²⁺チャネル抑制薬（クラスⅣ）

- 代表的薬物：ベラパミル、ジルチアゼム
- 作用機序：電位依存性 L型 Ca²⁺ チャネルを阻害して、Ca²⁺の細胞内流入を抑制し、自動能や興奮伝導の抑制を起こす。

5）その他

- アトロピンは副交感神経緊張による徐脈を解除する目的で用いる。ジギタリスは、心房細動の抑制に用いる。

4 狭心症治療薬

- 狭心症は、冠血管の狭窄や攣縮が原因で心筋の酸素需要と酸素供給のバランスに異常が起きて、虚血になった状態である。安静時狭心症と労作性狭心症がある。胸痛が起きる。
- 狭心症治療薬は、酸素需要の低下あるいは酸素供給の増加をもたらす。

1）硝酸薬

- 代表的薬物：ニトログリセリン、硝酸イソソルビド
- 作用機序：遊離した一酸化窒素（NO）が血管平滑筋のグアニル酸シクラーゼを活性化して

cGMPを生成し、冠動脈を拡張させる。血圧と静脈還流量を低下させる。
【注意】ニトログリセリンは初回通過効果を受けやすいので、経口投与では無効。発作治療には舌下投与で吸収させる。
【注意】耐性が生じやすい。

2）β受容体拮抗薬
- 代表的薬物：プロプラノロール
- 作用機序：$β_1$受容体の拮抗によって心拍数や心収縮力を低下させる。

3）カルシウム拮抗薬
- 代表的薬物：ジルチアゼム、ニフェジピン
- 作用機序：電位依存性L型Ca^{2+}チャネルを阻害して冠血管を拡張し、攣縮を抑制する。血圧を低下させ、心収縮力を低下させる。

4）冠血管拡張薬
- Kチャネル開口薬（ニコランジル）、アデノシン強化薬（ジピリダモール）

（山﨑　純）

練習問題

次の問いに○×で答えてみよう（解答は巻末）
1. 高血圧治療薬（降圧薬）のニフェジピンは歯肉増殖を起こしやすい。
2. レニン-アンジオテンシン系を阻害する高血圧治療薬にはカプトプリルとロサルタンがある。
3. 高血圧治療薬のアテノロールは気管支喘息患者には禁忌である。
4. ジギタリスはCa^{2+}ポンプを抑制して強心作用を示す。
5. 心不全治療に用いるジギトキシンは治療薬物モニタリング（TDM）の対象になる。
6. リドカインは局所麻酔薬として用いられるほかに、上室性不整脈の治療に用いられる。
7. キニジンやプロカインアミドは電位依存性Na^+チャネルを阻害して抗不整脈作用を示す。
8. 交感神経活性の上昇による自動能の亢進にはアトロピンが用いられる。
9. ニトログリセリンは初回通過効果を受けにくい。
10. ニトログリセリンは舌下投与で使用される。
11. ニトログリセリンはNOを放出して冠動脈を拡張させる。
12. 狭心症治療薬は、心臓において酸素需要と酸素供給の低下をもたらす。
13. カルシウム拮抗薬は高血圧、心不全、不整脈、狭心症のいずれにも使用する。

12 腎臓に作用する薬物

> **この章のまとめ**
> - 利尿薬は浮腫（心不全、腎疾患）や高血圧症の治療に使われる。
> - 利尿薬は、尿細管や集合管で電解質（Na^+、Cl^-）と水の再吸収を阻害して、尿量を増加させる。
> - 利尿薬の副作用に電解質異常や口渇がある。
> - 酸性 NSAIDs は利尿薬の効果を減弱する。

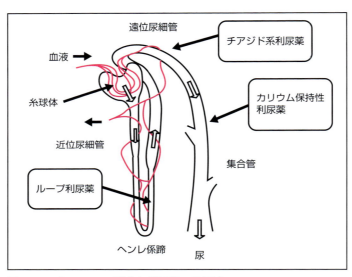

図 12-1　ネフロンの構造と利尿薬の作用点

1 ループ利尿薬

- 代表的薬物：**フロセミド**
- ヘンレ係蹄上行脚の Na^+–K^+–$2Cl^-$ 共輸送体を阻害するため、水の再吸収が強力に抑制される。
- 副作用：K^+ 排泄の促進による低カリウム血症、口渇
  - **アミノグリコシド系抗菌薬**との併用で**難聴**と**腎障害**
  - セファロスポリン系抗菌薬との併用で腎障害
- 酸性 **NSAIDs** の併用で利尿効果が減弱する。

2 チアジド（サイアザイド）系利尿薬

- 代表的薬物：トリクロルメチアジド
- 遠位尿細管で Na^+–Cl^- 共輸送体を阻害するため、水の再吸収が抑制される。
- 副作用：K^+ 排泄の促進による低カリウム血症、口渇
- 酸性 NSAIDs の併用で利尿効果が減弱する。

3 カリウム保持性利尿薬

- 遠位尿細管や集合管で働く。カリウム排泄を起こさない。
- 副作用：高カリウム血症、口渇
- 酸性 NSAIDs の併用で利尿効果が減弱したり、腎機能障害を起こすことがある。

1）抗アルドステロン薬（スピロノラクトンなど）
- アルドステロン受容体での競合的拮抗による。Na^+–K^+ ポンプや上皮 Na^+ チャネルの発現を阻害するために、水の再吸収が抑制される。

2）上皮 Na^+ チャネル阻害薬（トリアムテレンなど）
- 上皮 Na^+ チャネルが抑制されて、水の再吸収が抑制される。

4 浸透圧利尿薬

- 代表的薬物：D-マンニトール
- 尿細管内の浸透圧が上昇するため、水の再吸収が抑制される。
- 血漿浸透圧の上昇によって循環血液量を増加させる。

（内田邦敏）

練習問題

次の問いに○×で答えてみよう（解答は巻末）
1. 利尿薬は浮腫や高血圧の治療に用いる。
2. チアジド系利尿薬の作用点は Na^+–K^+–$2Cl^-$ 共輸送体である。
3. ループ利尿薬が阻害するトランスポーターは Na^+ と K^+ と Cl^- を輸送する。
4. チアジド利尿薬とアミノグリコシド系抗菌薬の併用は聴器障害を起こす可能性がある。
5. ヒドロクロロチアジド、フロセミド、トリアムテレンの副作用は低カリウム血症である。
6. スピロノラクトンの作用点は遠位尿細管のアルドステロン受容体である。
7. マンニトールは浸透圧利尿作用がある。
8. トリアムテレンは電位依存性 Na^+ チャネルの阻害薬である。

13 消化器系に作用する薬物

> **この章のまとめ**
>
> □ 消化器系に作用する薬物のうち、胃・十二指腸潰瘍治療薬は、他の薬物の吸収や代謝に影響を及ぼしやすいので相互作用に注意する。
> □ 胃・十二指腸潰瘍は、攻撃因子（胃液中の塩酸やペプシンなど）と防御因子（粘液など）のバランスが崩れて生じる。
> □ 胃・十二指腸潰瘍の薬物療法は、攻撃因子の抑制、防御因子の増強による胃粘膜保護、ヘリコバクター・ピロリの除菌を行う。
> □ NSAIDs は胃腸障害の原因になるため、胃・十二指腸潰瘍患者には禁忌である。

1 消化性潰瘍（胃・十二指腸潰瘍）治療薬（図13-1）

1）胃粘膜細胞と胃酸分泌調節機構

- 胃体部や胃底部の粘膜の胃底腺には、ペプシノゲンを分泌する主細胞、粘液分泌などに関与する副細胞、胃酸（HCl）を分泌する壁細胞、腸クロム親和性様細胞（ECL細胞）がある。
- 幽門部の幽門腺には粘液分泌細胞、ヒスタミン産生細胞（ECL細胞）、ガストリン産生細胞（G細胞）が存在する。
- 胃酸分泌は、副交感神経（迷走神経）と、ヒスタミン、ガストリン、プロスタグランジンなどの局所ホルモン（オータコイド）によって調節される。

2）胃・十二指腸潰瘍とは

粘膜を傷害する「攻撃因子」と、保護する「防御因子」の均衡が破綻すると、胃・十二指腸粘膜に潰瘍を生じる。主な破綻要因は、ヘリコバクター・ピロリの感染、**非ステロイド性抗炎症薬（NSAIDs）**の服用（消化性潰瘍には禁忌）、ストレスなどである。

①攻撃因子
　胃酸（HCl）、ペプシンなど
②防御因子
　粘液（ムチン）、重炭酸イオン（HCO_3^-）、粘膜血流、プロスタグランジン E_2（PGE_2）など

3）胃・十二指腸潰瘍の治療

- 出血があれば内視鏡的止血を行う。NSAIDs 服用していれば中止の可否を検討する。
- 薬物療法により、(1) 攻撃因子である胃酸の分泌や作用を抑制し、(2) 防御因子を増強して胃粘膜を保護する。(3) ヘリコバクター・ピロリ感染例では除菌治療を行う。

Ⅱ 一般薬理学各論

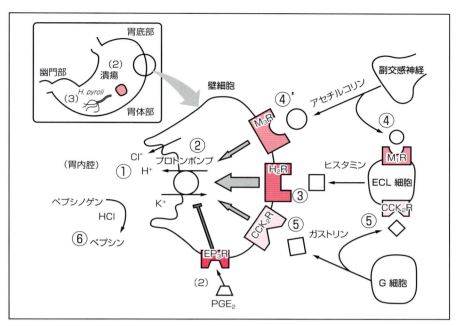

図 13-1　胃酸の分泌機構と胃・十二指腸潰瘍治療薬の作用点
図中の番号は 3）各細目番号の治療薬作用にも相当する

- 壁細胞の胃内腔側にはプロトンポンプ（H^+/K^+-ATPase）が発現しており（②）、H^+ を内腔側に分泌し、K^+ を細胞内に取り込む。Cl^- が別経路を介して分泌されて HCl が作られる（①）。
- 主細胞が分泌する不活性型のペプシノゲンは、酸性下で活性化されてペプシンになる（⑥）。
- 壁細胞にはムスカリン M_3 受容体（M_3R）、ヒスタミン H_2 受容体（H_2R）、ガストリン CCK_2R）、プロスタノイド受容体（EP_3R）が発現しており、プロトンポンプを介した酸分泌の調節を受ける。
- ECL 細胞から分泌されるヒスタミンは、壁細胞の H_2 受容体を介して胃酸分泌を強く促進する（③）。
- 副交感神経から放出されるアセチルコリンは、壁細胞の M_3 受容体を介して胃酸分泌（④'）を、ECL 細胞の M_1 受容体を介してヒスタミン分泌（④）を、それぞれ促進する。
- G 細胞から分泌されるガストリンは、CCK_2 受容体を介して、壁細胞の胃酸分泌（⑤）と ECL 細胞からのヒスタミン分泌（⑤）を促進する。
- PGE_2 はシクロオキシゲナーゼ（COX-1）により合成され、EP_3R を介して壁細胞の胃液分泌抑制（2）や胃粘膜保護に働く。

（1）攻撃因子抑制薬

- すでに分泌された胃液を中和するか、胃液分泌を抑制する。

①制酸薬

- 代表的薬物：炭酸水素ナトリウム、沈降炭酸カルシウム、炭酸マグネシウム、水酸化マグネシウム、合成ケイ酸アルミニウム、水酸化アルミニウムゲル、およびこれらの合剤
- 作用機序：胃酸を中和する。胃内の pH が上昇すると、ペプシンの活性化も抑制される。
- 胃内の pH が低下しても酸分泌が持続する反跳現象を認めることがある。
- 副作用：中和反応で生じるマグネシウム塩は下痢を引き起こし、アルミニウム塩は便秘を誘発しやすい。
- 相互作用：他の薬物の吸収阻害（不溶性の塩やキレートの形成、胃内 pH 上昇などが原因）
  テトラサイクリン系抗菌薬（テトラサイクリン、ミノサイクリンなど）
  ニューキノロン系抗菌薬（レボフロキサシン、オフロキサシンなど）
  ジギタリス製剤（ジゴキシンなど）、甲状腺ホルモン剤（レボチロキシン Na など）

77

13 消化器系に作用する薬物

② プロトンポンプ阻害薬（PPI: proton pump inhibitor）
- 代表的薬物：オメプラゾール、ランソプラゾール
- 作用機序：壁細胞のプロトンポンプ（H^+, K^+-ATPase）を直接阻害して H^+ 分泌を抑制する。
- 相互作用：胃酸分泌抑制作用により、併用薬剤（アタザナビル、ジゴキシンなど）の血中濃度低下や上昇を招くので注意

③ H_2 ブロッカー
- 代表的薬物：シメチジン、ラニチジン、ファモチジン
- 作用機序：壁細胞の H_2 受容体で、ヒスタミンと競合的に拮抗することで胃酸分泌を抑制する。
- 副作用：長期投与で女性化乳房、女性乳汁分泌過多
- 相互作用：シメチジンは、シトクロム P-450 を阻害して、他の薬物の代謝を遅らせる。
クマリン系抗凝血薬（ワルファリンカリウム）、ベンゾジアゼピン系薬物（ジアゼパム、ミダゾラムなど）、抗てんかん薬（フェニトイン、カルバマゼピンなど）、三環系抗うつ薬（イミプラミンなど）、抗不整脈薬（リドカイン）、β遮断薬（プロプラノロールなど）、キサンチン系薬剤（テオフィリン）など

④ 選択的ムスカリン受容体拮抗薬、抗コリン薬
- ピレンゼピン（選択的 M_1 受容体拮抗薬）は、副交感神経節や ECL 細胞の M_1 受容体でアセチルコリンと拮抗して胃酸分泌を抑制する。M_3 受容体を介する消化管運動抑制を起こさない。
- ブチルスコポラミン（抗コリン薬）は、非選択的にムスカリン受容体を遮断するため胃酸分泌を抑制するが、M_3 受容体を介した消化管運動抑制により鎮痙薬として用いられる。
- 副作用：非選択的拮抗薬では、口渇、排尿困難、散瞳、便秘、頻脈などの抗コリン作用。
- 相互作用：抗コリン作用を有する薬剤との併用で抗コリン作用が増強される。
三環系抗うつ薬、フェノチアジン系薬剤、MAO 阻害薬、抗ヒスタミン薬など。
- 禁忌：緑内障、前立腺肥大による排尿障害、重篤な心疾患など（抗コリン作用により悪化）

⑤ 抗ガストリン薬
- プログルミドは、壁細胞の CCK_2 受容体を遮断する。
- 局所麻酔薬のオキセサゼインは幽門部の G 細胞からのガストリン放出を抑制する。

⑥ 抗ペプシン薬
- スクラルファートは、ペプシンによる胃粘膜表面のタンパク質分解を抑制する。

（2）防御因子増強薬
- 粘膜の保護修復、粘液産生分泌の促進、粘膜血流の改善を行う。
- スクラルファートは酸性環境下で重合する難溶性の小分子。潰瘍部のタンパク質と結合して保護層を形成する。
- PGE_2 は PGE 受容体（EP_3 受容体）を介した粘液・重炭酸イオン分泌の促進、粘膜血流の増加、胃酸分泌の抑制作用により、胃粘膜を保護する。PG 誘導体が治療に用いられる。

（3）ヘリコバクター・ピロリ除菌薬
- 3 薬併用療法が基本：プロトンポンプ阻害剤、アモキシシリン、クラリスロマイシン。クラリスロマイシンの代わりにメトロニダゾールも使用される。

- 胃粘膜に棲息するヘリコバクター・ピロリはウレアーゼを放出し、粘液層を破壊する。

（竹内　弘）

練習問題

次の問いに○×で答えてみよう（解答は巻末）

1. ヒスタミンは胃酸の分泌を促進する。
2. 消化管ホルモンのガストリンは胃酸分泌を抑制する。
3. アセチルコリンは、壁細胞と ECL 細胞への作用を介して胃酸分泌を促進する。
4. ペプシンによるタンパク質分解は胃内 pH の上昇によって促進される。
5. シクロオキシゲナーゼの働きで産生される PGE_2 は、消化性潰瘍を増悪させる。
6. 胃粘膜に生息するヘリコバクター・ピロリはウレアーゼを放出し、粘膜層を破壊する。
7. ヒスタミン H_1 受容体の遮断薬は消化性潰瘍の治療に用いられる。
8. 制酸薬は胃酸を中和し、テトラサイクリンやレボフロキサシンの吸収を促進する。
9. シメチジンはシトクロム P-450 を阻害するので、他の薬物の作用を増強することがある。
10. ピレンゼピンは胃酸分泌を抑制し、消化管運動は抑制しない。
11. ブチルスコポラミンは消化管運動を抑制し、胃酸分泌は抑制しない。
12. メフェナム酸の消化性潰瘍の患者への使用は禁忌である。
13. オメプラゾールは胃壁細胞のプロトンポンプを直接阻害する。
14. スクラルファートの胃粘膜保護作用は、潰瘍部での保護層形成などによる。
15. ヘリコバクター・ピロリの除菌には 2 種類の抗菌薬にプロトンポンプ阻害剤を併用する。

14 代謝系に作用する薬物

この章のまとめ

- ☐ 代謝系に作用する治療薬には、糖尿病治療薬、脂質異常症治療薬、高尿酸血症・痛風治療薬、骨粗鬆症治療薬がある。
- ☐ 糖尿病治療薬は、血糖値をコントロールする薬物である。
- ☐ 脂質異常症治療薬は、血中LDLやトリグリセリドを低下させる薬物である。
- ☐ 高尿酸血症・痛風治療薬は、血中尿酸値を低下させる薬物、痛風発作の治療に用いられる薬物である。
- ☐ 骨粗鬆症治療薬は、骨量および骨強度を維持・増加させる薬物である。
- ☐ 口腔内に副作用を起こす薬物や歯科での処方薬との相互作用を起こす薬物に注意する。

1 糖尿病治療薬

　糖尿病は、インスリン作用の不足によって起こる慢性的な高血糖状態を主徴とする疾患である。長期間にわたる高血糖の持続は、糖尿病性神経障害、糖尿病性網膜症、糖尿病性腎症などの合併症を起こしたり、動脈硬化症を促進したりする。糖尿病治療薬は血糖値を正常な範囲に維持するために用いられる薬物であり、インスリン製剤、血糖降下薬がある。

1）インスリン製剤

- 作用時間により超速効型、速効型、混合型、中間型、持効型に分けられる。
- 皮下注射する。

2）血糖降下薬

（1）スルホニル尿素（SU）薬

- 代表的薬物：**グリベンクラミド**、グリメピリドなど
- 作用機序：膵β細胞のSU受容体に結合してATP感受性K^+チャネルを閉じることで膜の脱分極を引き起こす。さらに電位依存性Ca^{2+}チャネルが開口し、細胞内Ca^{2+}濃度を上昇させてインスリンの分泌を促進する（図14-1）。
- 薬物相互作用：**血漿アルブミン**との結合率が高いため、他の結合率の高い薬物（**酸性NSAIDs**など）と併用すると遊離型が増加して薬効が増強する恐れがある。

（2）その他の薬物

- 消化管における糖質の吸収を遅延させる薬物（α-グルコシダーゼ阻害薬）、末梢組織にお

ける糖の取り込みと利用を促進する薬物（インスリン抵抗性改善薬）、インクレチン（インスリン分泌促進作用をもつ消化管ホルモン）の働きを増強する薬物、ナトリウム・グルコース共輸送体（SGLT）-2を阻害してグルコースの尿中排泄を促進する薬物も使われる。

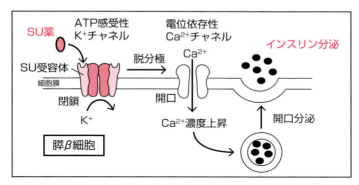

図14-1　スルホニル尿素（SU）薬の作用機序

2　脂質異常症治療薬

　脂質異常症とは、リポタンパクとして血液中を運搬される脂質の血中濃度が異常値を示す状態をいう。高LDLコレステロール血症、高トリグセリド血症、低HDLコレステロール血症などがあり、動脈硬化性疾患の危険因子と考えられている。脂質異常症治療薬は血液中の脂質濃度を正常な範囲に維持するために用いられる薬物である。

1）ヒドロキシメチルグルタリル補酵素A（HMG-CoA）還元酵素阻害薬（スタチン類）
- 代表的薬物：プラバスタチン、シンバスタチンなど
- 作用機序：肝臓においてHMG-CoA還元酵素活性を競合的に阻害することでコレステロール合成を抑制し、血中LDLを低下させる。

2）フィブラート系薬
- 代表的薬物：クロフィブラートなど
- 作用機序：ペルオキシソーム増殖活性化受容体（PPARα）の活性化によって脂質（主にトリグリセリド）生合成を抑制するとともに、リポタンパクリパーゼ活性を上昇させてリポタンパクの代謝を促進する。特に血中トリグリセリドを低下させる。

3）陰イオン交換樹脂
- 代表的薬物：コレスチラミン、コレスチミド
- 作用機序：コレステロールから異化によって生成される胆汁酸に腸管内で結合して、胆汁酸の糞中排泄量を増加させる。胆汁酸の再吸収が阻害されることで、血中LDLが低下する。

4）その他の薬物
- コレステロールの異化排泄を促進する薬物（プロブコール、ニコチン酸系薬）、小腸におけるコレステロールおよび胆汁酸の吸収を阻害する薬物も使われる。

3 高尿酸血症・痛風治療薬

血液中の尿酸濃度が基準値を超えた状態を高尿酸血症という。この状態が持続した結果として関節内に析出した尿酸塩により起こる急性関節炎発作が痛風である。高尿酸・痛風治療薬には、血中尿酸値を正常な範囲に維持するために用いられる尿酸降下薬と急性関節炎発作の緩解と予防に用いる痛風発作治療薬がある。

1）尿酸降下薬
（1）尿酸生成抑制薬
- 代表的薬物：アロプリノール
- 作用機序：プリン代謝経路のキサンチンオキシダーゼに対して、ヒポキサンチンおよびキサンチンと拮抗することにより尿酸の生合成を抑制する。

（2）尿酸排泄促進薬
- 代表的薬物：プロベネシド、ベンズブロマロンなど
- 作用機序：腎尿細管における尿酸の再吸収を抑制し、その尿中排泄を促進する。
- 薬物相互作用：アスピリンなどサリチル酸製剤は尿酸排泄作用に拮抗するため併用注意である。

2）痛風発作治療薬
（1）コルヒチン
- 作用機序：好中球の尿酸貪食作用、走化性因子に対する反応性および脱顆粒による起炎性物質の放出を低下させることで痛風発作を抑制する。

（2）抗炎症薬
- 痛風発作に対する対症療法として酸性 NSAIDs が主として用いられる。酸性 NSAIDs が使えない場合、投与が無効であった場合にステロイド性抗炎症薬を投与する。

4 骨粗鬆症治療薬

1）骨代謝（骨リモデリング）
- 骨は常に破骨細胞により古い骨が吸収され、骨芽細胞により新しい骨が補充されている。この新陳代謝機構を骨リモデリングと呼ぶ。
- リモデリングにより、骨は劣化を修復して強度を保ち、また生体のカルシウム代謝において恒常性の維持に働く。

2）血中カルシウム濃度を調節する因子
（1）ビタミンD
- 骨芽細胞に作用して骨形成を促進させ、また骨芽細胞を介した破骨細胞の分化さらに骨吸収を増加させてリモデリングを促す。それにより骨からカルシウムが遊離する。また小腸でのカルシウムの吸収を促進して血中カルシウム濃度を上昇させる。

（2）副甲状腺ホルモン
- 骨芽細胞に作用して破骨細胞の分化、活性化を促し、骨吸収を増加させる。腎臓でのカルシウムの再吸収を増加し、またビタミンDの活性化を促進して血中カルシウム濃度を上昇させる。

（3）カルシトニン
- 破骨細胞に作用して骨吸収を抑制し、血中カルシウム濃度を低下させる。

3）骨粗鬆症治療薬
- 骨密度の低下と骨質の劣化により骨強度が低下する疾患である。骨吸収の亢進および骨形成の低下に起因する構造劣化と二次石灰化度の低下、さらに酸化ストレスの亢進そしてビタミンDやビタミンKの不足による骨基質タンパクの変化により骨の脆弱化が高まると考えられている。
- 骨粗鬆症治療薬には、骨吸収の抑制、骨形成の促進、また骨代謝の改善を促す薬物があり、骨量および骨強度を増加させるために用いられる（図14-2）。

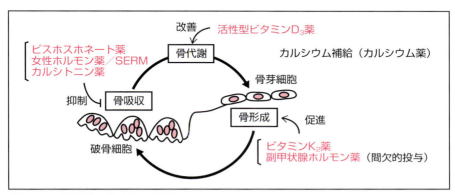

図14-2　骨粗鬆症治療薬の効果

（1）ビスホスホネート薬
- ビスホスホネートはP-C-P結合を特徴とするピロリン酸の化学誘導体である。
- 代表的薬物：エチドロン酸二ナトリウム、アレンドロン酸ナトリウム、リセドロン酸ナトリウムなど
- 作用機序：破骨細胞の活性を阻害することにより骨吸収を抑制し、骨粗鬆症による骨量の低下を抑制する。
- 副作用：ビスホスホネートによる治療を受けている患者に有害作用として顎骨壊死があらわれることがあり、ビスホスホネート関連顎骨壊死（BRONJ: Bisphosphonate-Related Osteonecrosis of the Jaw）と呼称される。
- BRONJ発生の局所危険因子として抜歯など骨への侵襲的歯科治療、口腔衛生状態の不良、歯周病や歯周膿瘍などの炎症性疾患の既往が考えられている。

（2）女性ホルモン薬
- 閉経後の骨粗鬆症に対してエストロゲン補充療法として投与される。
- 代表的薬物：エストリオール、エストラジオール
- 作用機序：エストロゲン受容体に結合し、破骨細胞の分化と機能を調節するサイトカインを介して骨吸収抑制作用をあらわす。

（3）選択的エストロゲン受容体モジュレーター（SERM: Selective Estrogen Receptor Modulator）
- 代表的薬物：ラロキシフェンなど
- 作用機序：骨においてはエストロゲン受容体のアゴニストとして女性ホルモン薬と同様の機

序で骨吸収抑制作用をあらわす。それ以外の組織（乳腺）ではアンタゴニストとして作用する。

（4）カルシトニン薬
- 代表的薬物：エルカトニン、サケカルシトニン
- 作用機序：破骨細胞のカルシトニン受容体に作用し、骨吸収を抑制する。またセロトニン神経を介した鎮痛作用により骨粗鬆症の疼痛緩和に用いられる。

（5）ビタミン K_2 薬
- 代表的薬物：メナテトレノン
- 作用機序：グルタミン酸残基の γ-カルボキシル化反応（Gla 化）の促進を介して、骨基質タンパクであるオステオカルシンの産生とカルシウム沈着を促進する。
- ワルファリンカリウム投与中の患者には禁忌である。

（6）活性型ビタミン D_3 薬
- 腎臓における活性化（水酸化反応）を必要としない。
- 代表的薬物：カルシトリオール、アルファカルシドール（プロドラッグ）など
- 作用機序：ビタミンD受容体に結合して血中カルシウム濃度の上昇および破骨細胞、骨芽細胞の活性化により骨代謝を改善する。

（7）副甲状腺ホルモン薬
- 代表的薬物：テリパラチド
- 作用機序：ヒト副甲状腺ホルモン（パラソルモン）のN末端フラグメントであり、1日1回の投与頻度で間欠的に投与する。それにより骨芽細胞機能が活性化され、破骨細胞機能を上回るため、骨新生が誘発される。

（8）カルシウム薬
- カルシウム補給のために用いられる。
- 代表的薬物：L-アスパラギン酸カルシウム、リン酸水素カルシウム
- 薬物相互作用：経口におけるテトラサイクリン系抗菌薬、ニューキノロン系抗菌薬との併用に注意すること。キレート化により抗菌薬の吸収を阻害する。

（9）抗 RANKL モノクローナル抗体
- 作用機序：RANKL は破骨細胞前駆細胞の受容体 RANK に結合し、破骨細胞への分化と骨吸収活性を促進する。抗 RANKL モノクローナル抗体は RANKL/RANK 結合を阻害することで破骨細胞の形成および骨吸収を抑制し、骨量の増加および骨強度の増強を示す。
- 副作用：顎骨壊死・顎骨骨髄炎が現れることがあり、その多くが抜歯などの顎骨に対する侵襲的な歯科処置や局所感染に関連することが報告されている。

（八田光世）

練習問題

次の問いに○×で答えてみよう（解答は巻末）

1. インスリンは主に経口投与される。
2. SU薬は膵β細胞のSU受容体に結合してATP感受性K⁺チャネルを開くことでインスリン分泌を促進する。
3. グリベンクラミドはアスピリンとの併用により血液中の遊離型が増加し、薬効が増強される恐れがある。
4. インスリン抵抗性改善薬は末梢組織における糖の取り込みと利用を促進させる。
5. プラバスタチンはHMG-CoA還元酵素活性を阻害してトリグリセリド生合成を抑制する。
6. 陰イオン交換樹脂は消化管内で胆汁酸と結合して再吸収を抑制する。
7. アロプリノールは腎尿細管における尿酸の再吸収を抑制する。
8. コルヒチンは好中球の尿酸貪食作用を低下させ、痛風発作を抑制する。
9. 痛風発作に対する対症療法として酸性NSAIDsが主として用いられる。
10. ビタミンDと副甲状腺ホルモンは血中カルシウム濃度を低下させる。
11. カルシトニンは破骨細胞の受容体に作用して骨吸収活性を抑制する。
12. ビスホスホネートは骨芽細胞に作用し、骨形成の促進により骨量を増加する。
13. ビスホスホネートによる治療を受けている患者に有害作用として顎骨壊死があらわれることがある。
14. 骨においてエストロゲン受容体のアゴニストは骨吸収抑制作用をあらわす。
15. ビタミンK_2薬はワルファリン服用中の患者には禁忌である。
16. 副甲状腺ホルモン薬は持続的投与により骨新生を誘発する。
17. カルシウム薬はテトラサイクリン系抗菌薬と併用するとキレート化により抗菌薬の吸収を阻害する。

15 免疫系に作用する薬物

> **この章のまとめ**
> ☐ 免疫系に作用する薬物は、免疫抑制薬と免疫賦活薬に大別される。
> ☐ 免疫抑制薬は、生体の免疫応答を抑制する薬物である。
> ☐ 免疫賦活薬は、免疫機能を増強し生体の防御力を高める薬物である。

1 免疫抑制薬

免疫応答は自己と非自己を認識し、非自己を排除しようとする生体防御反応である。しかし、自己を標的として傷害する自己免疫疾患（口腔粘膜に潰瘍が現れる全身性エリテマトーデスやBehçet病など）や臓器移植の拒絶反応などを引き起こすこともある。免疫抑制薬は、このような生体に不都合な免疫応答を抑制するために用いられる薬物である。

1）抗生物質

（1）シクロスポリン

- 作用機序：T細胞の活性化を抑制する。ヘルパーT細胞の細胞質タンパクであるシクロフィリンと結合し、カルシニューリンのホスファターゼ活性を阻害する。それによりヘルパーT細胞のサイトカイン発現に関与する転写因子NFATcの活性化が抑制され、T細胞増殖因子であるインターロイキン（IL)-2などの発現が低下する（図15-1）。

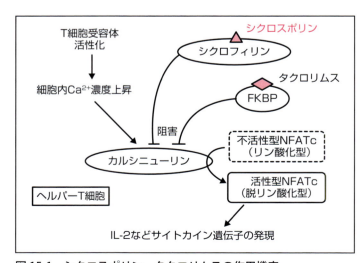

図15-1　シクロスポリン、タクロリムスの作用機序

II 一般薬理学各論

- 口腔領域に現れる副作用として歯肉増殖症（歯肉肥大）がある。
- 経口投与時の吸収は患者により個人差があり、投与量を調節するために治療薬物モニタリング（TDM）の対象となる。

（2）タクロリムス
- 作用機序：T細胞の細胞内でタクロリムス結合タンパク（FKBP）と結合し、カルシニューリンの機能を阻害することでIL-2などサイトカインの産生を抑制する（図15-1）。

2）その他の薬物
- アルキル化薬（シクロホスファミドなど）はDNAにアルキル基を結合させ、DNA複製を阻害することで免疫抑制作用を示す。
- 葉酸代謝拮抗薬（メトトレキサート）は、ジヒドロ葉酸還元酵素（DHFR: dihydrofolate reductase）の働きを阻止し、免疫抑制作用を示す。
- プリン代謝拮抗薬（アザチオプリンなど）はプリン代謝に拮抗することで核酸合成を阻害し、免疫抑制作用を現す。
- 糖質コルチコイド、生物学的製剤（リンパ球に対するモノクローナル抗体）なども免疫抑制薬として用いられる。

2 免疫賦活薬

免疫不全症は遺伝的または後天的な原因により免疫機能が低下または消失し、易感染性を主徴とする疾患である（悪性腫瘍やAIDSなど）。免疫賦活薬は免疫機能を回復・活性化させ、生体の防御力を増強する薬物であり、免疫不全症治療に用いられる。

1）サイトカイン

（1）インターフェロン（IFN）
- IFN-α、β、γの3種類がある。
- 作用機序：NK細胞やマクロファージの活性化により細胞傷害活性を高め、免疫機能を増強する。

（2）インターロイキン（IL）-2
- 作用機序：主にT細胞やNK細胞に作用して細胞傷害活性を高め、免疫機能を増強する。

2）その他の薬物
- 溶連菌の菌体製剤であるピシバニール（OK-432）やカワラタケ由来タンパク結合多糖のクレスチンなどは、免疫機能の活性化を示す。
- 免疫グロブリン製剤は、無または低ガンマグロブリン血症の患者に補充療法として用いたり、重症感染症の治療やウイルス性疾患の予防および症状の軽減に用いたりする。

（八田光世）

15 免疫系に作用する薬物

練習問題

次の問いに○×で答えてみよう（解答は巻末）

1. 免疫抑制薬は自己免疫疾患の治療や臓器移植の拒絶反応の抑制に用いられる。
2. シクロスポリンは主にT細胞の活性化を抑制する。
3. シクロスポリンとタクロリムスはともにシクロフィリンに結合して作用を現す。
4. シクロスポリンは副作用として歯肉肥大を起こすことがある。
5. シクロホスファミドは核酸合成を阻害する。
6. メトトレキサートは葉酸代謝に拮抗する。
7. 免疫賦活薬は免疫不全症の治療に用いられる。
8. IFNやIL-2はT細胞やNK細胞に作用して細胞傷害活性を抑制する。
9. ピシバニールやクレスチンは抗生物質である。
10. 免疫グロブリン製剤は無ガンマグロブリン血症の患者に補充療法として用いることがある。

歯科薬理学各論

第Ⅲ部

16　麻酔に用いる薬物
17　消毒に用いる薬物
18　血液系に作用する薬物
19　痛みに用いる薬物
20　炎症に用いる薬物
21　感染症に用いる薬物
22　悪性腫瘍に用いる薬物
23　緊急時に用いる薬物

16 麻酔に用いる薬物

> **この章のまとめ**
> ☐ 全身麻酔薬は、中枢神経系に作用し、意識とすべての感覚を消失させる薬物である。
> ☐ 局所麻酔薬は、末梢神経系に作用し、手術侵襲による刺激の伝導を遮断する薬物である。
> ☐ 麻酔補助薬は、麻酔導入時や手術時の安定した状態を確保する薬物である。

1 全身麻酔薬

- 全身麻酔とは、意識を消失させ、すべての感覚をなくし、手術侵襲に対するストレスを軽減することである。この状態を作り出す薬物が全身麻酔薬である。
- 投与経路によって吸入麻酔薬と静脈麻酔薬とに分類される。
- 全身麻酔において必要な要素は、①意識の消失、②鎮痛、③自律神経反射の抑制、④身体の不動化である。
- 麻酔深度によって順に、意識消失、不動化、鎮痛、筋弛緩、自律神経反射抑制が生じる。
- 1つの全身麻酔薬でこれらすべての要素を満たすためには、その投与量が非常に多くなるために、現代の麻酔では、それぞれの目的に応じた種々の薬物を組み合わせる（図 16-1）。
- 全身麻酔には、①導入、②維持、③覚醒、3つのステップがある（図 16-2）。
- 麻酔薬を使用して患者の意識を消失させた後、気管挿管までの過程を導入という。
- 導入には、急速導入と緩徐導入の2つの方法がある。

```
1. 前投薬      ：鎮静、気道分泌・自律神経反射抑制
2. 静脈麻酔薬  ：急速導入、麻酔維持
3. 吸入麻酔薬  ：緩徐導入、麻酔維持
4. 筋弛緩薬    ：気管挿管時、術中筋弛緩
5. 麻薬性鎮痛薬：気管挿管時、術中・術後鎮痛
6. 循環作動薬  ：血圧のコントロール
7. NSAIDs     ：術後鎮痛
8. 輸液・輸血  ：循環血液量のコントロール
9. 抗菌薬      ：術後感染予防
```

図 16-1　全身麻酔下手術で使われる薬物

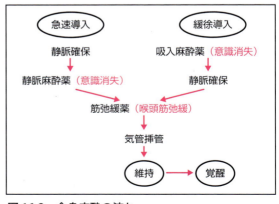

図 16-2　全身麻酔の流れ

- 静脈麻酔薬を用いて導入することを急速導入、吸入麻酔薬を用いて導入することを緩徐導入という。
- 意識消失後、筋弛緩薬を静脈内投与し、喉頭筋を弛緩させ、気管挿管を行う。

1）吸入麻酔薬

（1）吸入麻酔薬の薬物動態

- 吸入麻酔による導入は、①肺胞気中での麻酔薬の濃度上昇、②肺胞から血中への移行、③中枢神経を含む臓器・組織への移行、これら3つのステップを経て行われる。
- 吸入気、肺胞気、血液、中枢神経、それぞれの麻酔薬濃度が平衡に達した時点で導入が完了し、麻酔深度の調節が可能となる（図16-3）。
- 麻酔薬の吸入濃度が高いと肺胞内濃度の上昇が速くなることを濃度効果という。
- 2種類の吸入麻酔薬を混合した場合、第1のガスが高濃度であると濃度効果によって吸収が速くなり、第2のガスの吸収も速くなることを二次ガス効果という。
- 胞気中の麻酔ガス濃度を1とした場合の血中濃度比を血液／ガス分配係数といい、小さいほど導入・覚醒は速くなる。
- 侵害刺激に対して50％のヒトまたは動物個体が体動を示さない、1気圧における麻酔薬の最小肺胞内濃度（％）を1MAC（Minimum Alveolar Concentration）といい、値が小さいほど全身麻酔作用が強い。

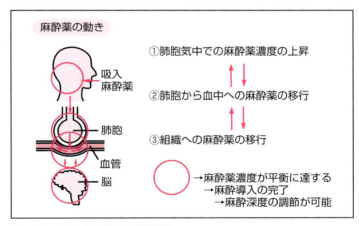

図16-3　吸入麻酔薬の薬物動態

（2）吸入麻酔薬の種類と特徴（表16-1）

- 常温常圧下で気体である麻酔薬をガス麻酔薬という。
- 常温常圧下で液体である麻酔薬を揮発性麻酔薬という。
- ガス麻酔薬である亜酸化窒素は、全身麻酔作用が弱いので他の吸入麻酔薬と併用する。
- 亜酸化窒素を併用することで、二次ガス効果により導入が速くなる。
- 亜酸化窒素には鎮痛作用があり、濃度50％でモルヒネ10mgと同等である。
- セボフルランは、導入・覚醒が速やかで本邦ではよく使われている揮発性麻酔薬である。
- イソフルランは、生体内代謝率が低い、頻脈を引き起こすなどの特徴がある。

16 麻酔に用いる薬物

- **ハロタン**は、心筋のカテコラミンに対する感受性を増加させる、肝機能障害を引き起こすことがある、悪性高熱症を誘発することがある、などの特徴がある。
- **デスフルラン**は、導入・覚醒は速いが、麻酔作用は弱い。気道刺激性があるために緩徐導入には用いられない。

表 16-1　吸入麻酔薬の比較

吸入麻酔薬の分類	ガス麻酔薬	揮発性麻酔薬				
吸入麻酔薬の種類	亜酸化窒素	セボフルラン	イソフルラン	ハロタン	デスフルラン	エーテル
気道刺激性	無	無	少有	無	有	有
血液/ガス分配係数	0.47	0.63	1.43	2.3	0.42	12
MAC（%）	105	1.71	1.15	0.75	6	1.92
生体内代謝率（%）	0.004	3.3	0.2	15-20	0.02	3.6

2）静脈麻酔薬

（1）吸入麻酔薬と比較した静脈麻酔薬の利点・欠点

- 利点：①導入が円滑である、②臭いなど吸入による患者の苦痛がない、③気道を刺激しない、④室内の環境汚染（空気汚染）がない。
- 欠点：①呼吸・循環の変動が大きい、②麻酔深度の調節性に乏しい、③肝機能障害患者では作用が延長する。
- 静脈麻酔薬は吸入麻酔薬と異なり、興奮期を通過せずに、迅速に手術期に達することができる（図16-4）。
- 静脈麻酔薬の代謝は肝臓で行われるために、肝機能障害患者では肝クリアランスの低下から作用が延長する。
- 吸入麻酔薬の場合にはハロタンを除き、生体内代謝率が低いため、肝臓への影響は比較的少ない（表16-1）。

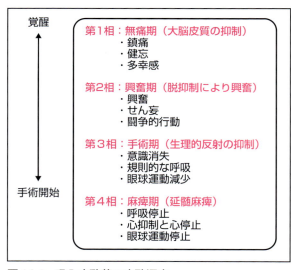

図 16-4　吸入麻酔薬の麻酔深度

（2）バルビツレート

- 作用時間から超短時間作用型、短時間作用型、中間作用型、長時間作用型に分類される。
- 全身麻酔に用いるのは、超短時間作用型の**チオペンタール**と**チアミラール**である。
- 主な作用機序は、神経細胞GABA$_A$受容体活性化による抗けいれん、鎮静、麻酔作用である。
- バルビツレートはGABA$_A$受容体のβサブユニットに結合し、抑制性クロールイオン流入を促進することによって、興奮性神経に対して抑制的に作用する（図16-5）。
- チオペンタールとチアミラールは、ヒスタミン遊離作用による気管支収縮作用があるために、気管支喘息患者に対しては禁忌である。
- 鎮痛作用はない。

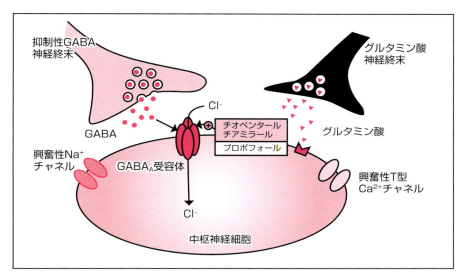

図16-5　バルビツレート、プロポフォールの主な作用機序

（3）プロポフォール

- 主な作用機序は、GABA$_A$受容体活性化による鎮静、麻酔作用である（図16-5）。
- 作用発現が速く、持続時間が短く、代謝速度が速い。
- 気管支拡張作用がある。
- プロポフォール製剤は、大豆油、グリセロール、精製卵黄レシチンからなる脂肪乳剤に溶解した乳濁性注射液である。そのために、注入時血管痛がある。
- 鎮痛作用はない。
- 日本では、新生児、小児に対する安全性が確立していないことから、投与禁忌である。

（4）ケタミン

- ケタミンは、視床新皮質系の抑制と海馬など辺縁系の興奮作用をもつ解離性麻酔薬である。
- 鎮静・催眠状態になる一方、幻覚や悪夢を惹起させる。
- NMDA受容体を遮断し、体性痛に対し強い鎮痛作用をもつ。
- 術後の嘔気・嘔吐の発生が多い。
- 2007年から麻薬指定された。

3）催眠鎮静薬

- 中枢神経系を抑制し、睡眠あるいは精神鎮静状態に導く薬物である。
- 麻酔前投薬や静脈内鎮静法などにも用いられる。
- 静脈内鎮静法で用いられるベンゾジアゼピン誘導体には、ジアゼパム、ミダゾラム、フルニトラゼパムがある。
- 急性狭隅角緑内障、重症筋無力症患者には禁忌である。
- 拮抗薬はフルマゼニルである。

2 局所麻酔薬

- 局所麻酔薬は、末梢神経系に作用し、刺激の伝導を可逆的に遮断する薬物である。
- 知覚神経、運動神経、自律神経に非選択的に作用し、無髄神経、有髄神経ともに遮断する。
- 細い神経線維ほど早く遮断され、有髄神経より無髄神経の方が遮断されやすい。
- C線維、Aδ線維、Aβ線維、Aα線維の順に麻酔される。
- 痛覚を担当するC線維、Aδ線維から先に麻酔されるので、手術においては都合がよい。
- 作用機序は、神経細胞膜に存在するナトリウムイオンチャネルを遮断することによる。
- ナトリウムイオンの神経細胞への流入を遮断することにより、活動電位の発生が抑制され、刺激の伝導が遮断される（図16-6）。
- 注射された局所麻酔薬は組織液中において、イオン型（RNH$^+$）と非イオン型（RN）との2つの型で存在し平衡状態にある（図16-6）。
- このうち、非イオン型は脂溶性が高いので、受動拡散によって神経細胞内に拡散する。
- 神経細胞内に進入した局所麻酔薬のうち、イオン型がナトリウムイオンチャネルに作用し、ナトリウムイオンの流入を遮断する（図16-6）。

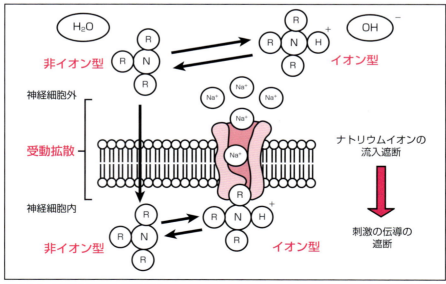

図16-6　局所麻酔薬の作用機序

- 神経以外の細胞にも作用し、細胞膜を安定化し、その機能を抑制する。
- そのためリドカインは、抗不整脈薬としても使われる。
- 血中濃度によっては、中枢神経系においては局所麻酔薬中毒によるけいれん、心臓においては心抑制や心停止が発現する。
- したがって、局所麻酔薬の急速な全身循環への吸収を回避する必要がある。
- 急激な血中濃度上昇を回避するために、局所麻酔薬の基準最高用量を知る必要がある。
- また、血管収縮薬の併用を検討する。

1）局所麻酔薬の構造と種類（図 16-7）

- 局所麻酔薬の構造は、芳香族残基とアミノ基、そしてその間をつなぐ中間鎖からなる。
- 芳香族部分は脂溶性で神経細胞膜を通過しやすくさせる。
- アミノ基は水溶液中で解離して親水性をもつ。
- 中間鎖の構造は、エステル結合とアミド結合とに分かれる。
- エステル結合をもつ局所麻酔薬をエステル型、アミド結合をもつものをアミド型という。
- エステル型は血漿や肝臓のコリンエステラーゼによって加水分解される。
- アミド型は肝臓のシトクロム P-450によって代謝される。
- エステル型のほうがアミド型よりアレルギー反応が多いとされる。

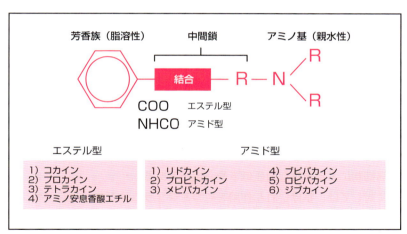

図 16-7 局所麻酔薬の構造と種類

2）炎症時に局所麻酔薬が奏効しない理由

- 炎症があるとその組織は酸性に傾き pH は低い。
- pH の低下によって、イオン型と非イオン型の平衡状態に変化が生じ、イオン型が多くなる。
- 神経細胞膜を通過しにくいイオン型の局所麻酔薬が増加して麻酔が効きにくくなる（図 16-8）。

3）局所麻酔薬の全身への影響

- 基準最高用量（表 16-2）を超えると局所麻酔薬中毒の危険性が生じる。
- 局所麻酔薬は血液脳関門を通過でき、血中濃度によっては、中枢神経作用が出現する。
- 初期症状として、多弁や興奮などが認められ、めまい、耳鳴り、手足のしびれなどを自覚する。
- リドカイン血中濃度 2～4μg/mL では、抗けいれん作用、抗不整脈作用をもつ。

- アセチルコリン同様、ニコチン型アセチルコリン受容体に結合し、終板を脱分極させる。
- アセチルコリンエステラーゼによって分解されないため、終板は脱分極状態を持続する。
- その後、肝臓や血漿中の非特異的コリンエステラーゼによって加水分解される。
- 重大な副作用として、悪性高熱症がある。

（2）非脱分極性筋弛緩薬（競合性筋弛緩薬）：ベクロニウム、ロクロニウム

- ニコチン型アセチルコリン受容体において、アセチルコリンと競合的に拮抗し、神経筋接合部における神経伝達を遮断する（図16-11）。
- 作用時間は30分以上と、脱分極性筋弛緩薬に比べて長い。
- 拮抗薬としては、アセチルコリンエステラーゼを阻害することにより、間接的にアセチルコリン濃度を増加させ、非脱分極性筋弛緩薬に拮抗する抗コリンエステラーゼ薬（ネオスチグミン）がある。
- また最近では、非脱分極性筋弛緩薬に非常に高い親和性をもち、結合して受容体への結合を阻害するγ-シクロデキストリン誘導体（スガマデクス）が開発された。

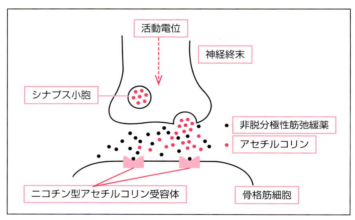

図16-11　非脱分極性筋弛緩薬による競合的拮抗（受容体占有）

2）麻酔前投薬（副交感神経遮断薬）

- 麻酔前投薬に副交感神経遮断薬を用いる目的は、①副交感神経反射の抑制、②気道分泌の抑制、③唾液分泌の抑制である。これらの目的のために、アトロピンが用いられる。
- アトロピンは、ムスカリン型アセチルコリン受容体の競合的拮抗薬である。
- アトロピンを使用することで、気管挿管時の舌咽神経（副交感神経）刺激による徐脈を防止することができる。
- また、唾液分泌、気道分泌の抑制ができる。
- アトロピンは、麻酔前前投薬の他、散瞳（眼科検査）、副交感神経刺激作用による徐脈・血圧低下の改善、有機リン剤の解毒などに用いられる。

（笠原正貴）

練習問題

次の問いに○×で答えてみよう（解答は巻末）

1. 揮発性麻酔薬は常温常圧で気体である。
2. 血液/ガス分配係数の大きな麻酔薬ほど麻酔導入が速い。
3. 亜酸化窒素の血液/ガス分配係数は2.3である。
4. 1MACとは、侵害刺激に対して100％の個体が体動を示さない、1気圧下の麻酔薬の最小肺胞濃度である。
5. 亜酸化窒素のMACは0.75％、セボフルランのMACは1.71％、ハロタンのMACは105％である。
6. MACの値が小さいほど麻酔作用が弱い。
7. デスフルランは気道刺激性が強いため、緩徐導入には適していない。
8. 静脈麻酔薬は無痛期、興奮期を経て手術期へと達する。
9. プロポフォールはNMDA受容体を遮断して鎮痛作用を発揮する。
10. ケタミンは麻薬指定されている静脈麻酔薬である。
11. バルビツレートには抗けいれん作用がある。
12. プロポフォールはヒスタミン遊離作用があるため喘息患者は禁忌である。
13. ケタミンは視床・新皮質を抑制し、大脳辺縁系を賦活化するため、解離性麻酔薬と呼ばれる。
14. プロポフォールの剤形は乳濁性注射液である。
15. プロポフォールは作用発現が速く、持続時間が短く、代謝速度が速い。
16. 局所麻酔薬の作用機序は、神経細胞膜のカルシウムイオンチャネルを遮断することによる。
17. 注射された局所麻酔薬は組織液中において、イオン型と非イオン型が平衡状態にある。
18. イオン型は脂溶性が高いので、促進拡散によって神経細胞内に拡散する。
19. 局所麻酔薬の構造は、芳香族残基とアミノ基、そしてその間をつなぐ中間鎖からなる。
20. エステル型局所麻酔薬は、肝臓のシトクロムP-450によって代謝される。
21. 炎症があるとその組織のpHは高く、イオン型が多くなるため、麻酔が効きやすくなる。
22. アセチルコリンが神経筋接合部のムスカリン型アセチルコリン受容体に結合して骨格筋が収縮する。
23. スキサメトニウムはアセチルコリン受容体に結合した後、持続的な脱分極を生じさせる。
24. スキサメトニウムの拮抗薬はスガマデクスである。
25. アトロピンは唾液・気道分泌の抑制や副交感神経反射抑制目的に、全身麻酔の前投薬として用いられる。

17 消毒に用いる薬物

> **この章のまとめ**
> - 患部や処置部位の消毒には、医療用医薬品を選択することが望ましい。
> - オキシドールは、口腔粘膜、う窩および根管の消毒に用いられている。
> - ベンゼトニウム塩化物は、洗口液、歯磨剤に配合されている。
> - 次亜塩素酸ナトリウムは、アルジネート印象材の消毒に適している。
> - ベンザルコニウム塩化物は、粘膜の消毒に用いられる。
> - B型およびC型肝炎ウイルス、HIVの消毒には、次亜塩素酸ナトリウム、グルタラール、アルコールを用いる。
> - 次亜塩素酸ナトリウムは、金属に対して腐食作用が強いので注意する。

　医療現場における感染症の発生や拡大を防止するために、適切な消毒や滅菌を行うことが必要である。滅菌は芽胞を含むすべての微生物を殺滅する。これに対して、消毒は、生存する微生物の数を減らす処置法であり、微生物をすべて殺滅除去するものではない。熱が使用できない場合に消毒薬を利用する。オートクレーブで器具を滅菌する際には、**121℃**の温度が必要である。

1 消毒薬は医薬品である

- 消毒薬には、**医薬品、医療機器等の品質、有効性及び安全性の確保等に関する法律**（旧薬事法）により承認されている**医薬品**および**医薬部外品**がある。
- 患者の患部や処置部位の消毒に使用する消毒薬、セミクリティカル器具などの消毒に使用される高水準消毒薬、手指消毒薬：**医療用医薬品**を選択することが望ましい。
- 病棟での注射処置などに用いるアルコール綿、患者周辺のノンクリティカル表面などに用いられる消毒薬：**一般用医薬品**を選択することも可能である。
- 院内売店やコンビニエンスストアなどでも販売されている**医薬部外品**：入手しやすいが、副作用による重大な健康被害が生じても**医薬品副作用被害救済制度**が適用されない。
- 速乾性手指消毒薬：医薬品、医薬部外品の区分で多種類市販されているが、基本的には医療施設においては医療用医薬品または一般用医薬品を選択することが望ましい。
- 流水による手洗いに使用する製剤：医薬品（消毒薬配合スクラブ剤）、医薬部外品（薬用石けん）、化粧品（液体石けん、化粧石けんなどの非抗菌性石けん）の区分で数多く市販されているが、消毒薬が配合された医薬品を選択すべきである。

2 消毒方法

- ①浸漬法（容器に消毒薬を入れ、器具類を浸漬する）、②清拭法（消毒液をガーゼや雑巾もしくはモップにしみ込ませて、環境の表面などを拭き取る）、③散布法（スプレー法）（消毒薬を器具を用いて撒く。割れ目や隙間が適応となる）、④灌流法（細長い内腔を有している用具の消毒。チューブ、カテーテル、麻酔の蛇管、内視鏡、透析装置）などがある。
- 消毒液の希釈：通常は**精製水**を使用する。口腔内の含嗽には、水道水が使用可

3 消毒薬の効果に影響する因子

①濃度：濃度が高くなれば殺菌力は強くなる。血液等の有機物の存在により低下する。
②温度：温度が高くなれば殺菌力は強くなる。一般的には 20℃以上 で使用する。
③接触時間：一般的には 3分間以上 の接触が必要
④微生物の種類、あるいは、消毒対象物の物理的特性と構造的特性
⑤予備洗浄

4 患者に使用する医療器材のカテゴリー別消毒法（表 17-1）

表 17-1　患者に使用する医療器材のカテゴリー別消毒法

リスク分類	接触する対象	例	処理法
クリティカル	体内の組織や血液	手術用器械 インプラント器材 針 心臓カテーテル眼内レンズ	滅菌あるいは 高水準消毒薬に長時間接触
セミクリティカル	粘膜または 創のある皮膚	人工呼吸回路 麻酔用具 内視鏡	高水準消毒薬
		体温計（口腔）	中または低水準消毒薬
ノンクリティカル	皮膚（粘膜とは接触しない）	血圧計のカフ 聴診器	低水準消毒液 アルコール清拭

5 消毒薬の分類（表 17-2）

- **オキシドール**は、眼科用器材、創傷・潰瘍、口腔粘膜、う窩および根管の消毒に用いられているが、生体適用では、粘膜は血液中に存在する**カタラーゼの作用により分解**するので消毒効果は小さい。
- **ベンゼトニウム塩化物**は、**抗菌作用を目的とした洗口液**、**殺菌を目的とした歯磨剤**にも配合されている。
- **次亜塩素酸ナトリウム**は、**アルジネート印象材の消毒**に適している。
- **ベンザルコニウム塩化物**は、**粘膜の消毒**に用いられる。

17 消毒に用いる薬物

表 17-2 消毒薬の分類

	分類	主な消毒薬
高水準消毒	アルデヒド類	グルタラール（グルタルアルデヒド） フタラール（オルトフタルアルデヒド）
	酸化剤	過酢酸
中水準消毒	ハロゲン系	次亜塩素酸ナトリウム ジクロルイソシアヌール酸ナトリウム
	アルコール類	消毒用エタノール イソプロピルアルコール
	ヨウ素系	ポビドンヨード（イソジン®）
	フェノール類	クレゾール石けん
低水準消毒	第四級アンモニウム塩 （逆性石けん、陽イオン界面活性剤）	ベンザルコニウム塩化物 ベンゼトニウム塩化物
	両性界面活性剤	アルキルジアミノエチルグリシン塩酸塩
	ビグアナイド系	クロルヘキシジン

- 普通石けんと逆性石けんを併用すると効果がなくなってしまう。

6 消毒薬の適応範囲（表 17-3）

表 17-3 消毒薬の殺菌効力

区分		対象微生物								消毒対象物				
		一般細菌	MRSA	緑膿菌	結核菌	真菌	芽胞	B型肝炎ウイルス	エイズウイルス	エボラウイルス ノロウイルス	非金属環境	金属器具	手指皮膚	粘膜	排泄物
高水準消毒薬	グルタラール	○	○	○	○	○	○	○	○	○	×	○	×	×	△
	過酢酸	○	○	○	○	○	○	○	○	○	×	○	×	×	△
	フタラール	○	○	○	○	○	○	○	○	○	×	○	×	×	△
中水準消毒薬	次亜塩素酸ナトリウム	○	○	○	○	○	△	○	○	○	○	×	×	×	○
	アルコール	○	○	○	○	○	×	○	○	×	○	○	○	×	×
	ポビドンヨード	○	○	○	○	×	△	○	○		×	×	○	○	×
	クレゾール石けん	○	○	○	△	×	×	×			△	×	○	×	○
低水準消毒薬	第四級アンモニウム	○	○	○	×	△	×	×			○	○	○	○	△
	クロルヘキシジン	○	○	○	×	△	×	×			○	○	○	×	×
	両性界面活性剤	○	○	○	△	△	×	×	×		○	○	○	○	△

○有効　△濃度や時間を選べば有効、×無効　空欄は文献なし。　○使用可能、△注意して使用、×使用不可。

- **高水準消毒**は、大量の芽胞の場合を除いて、すべての微生物を殺滅する。
- **中水準消毒**は、芽胞以外のすべての微生物を殺滅するが、なかには殺芽胞性を示すものある。
- **低水準消毒**は、結核菌などの抵抗性を有する菌および消毒薬に耐性を有する一部の菌以外の

微生物を殺滅する。
- **B 型肝炎ウイルス、C 型肝炎ウイルス、HIV の消毒・滅菌**：オートクレーブ加圧滅菌、乾熱滅菌、煮沸滅菌などの加圧処理を行う。加熱処理できないものは、次亜塩素酸ナトリウム、グルタラール、アルコールを用いて消毒する。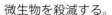次亜塩素酸ナトリウムは、金属に対して腐食作用が強いので注意する。
- **エタノール**は、一般的には、エンベロープをもつウイルスに対しては消毒効果を示す。脂肪（脂溶性）の殻であるエンベロープはアルコールで溶けてしまう。
  □エンベロープをもつウイルス：ヘルペスウイルス、インフルエンザウイルス、エイズウイルス、B 型・C 型肝炎ウイルス
  □エンベロープを持たないウイルス：ノロウイルス、ポリオウイルス（ただし、ロタウイルス、アデノウイルスはエンベロープはないが、親油性なのでアルコールに対する耐性も強くはない）

7 取り扱い注意事項

- **金属腐食性**：次亜塩素酸ナトリウム、過酢酸（金属に付着した場合は水で洗い流すこと）
- **粘膜刺激性**：次亜塩素酸ナトリウム、過酢酸、グルタラール、フタラール
- 抗菌スペクトルが狭い：ベンザルコニウム塩化物、ベンゼトニウム塩化物、アルキルジアミノエチルグリシン塩酸塩、クロルヘキシジン
- 引火性：消毒用アルコール、イソプロピルアルコール

8 保存法

- 次亜塩素酸ナトリウム：光または熱により分解するので気密容器・冷暗所（1〜10℃）に保存する。
- 過酢酸：容器にフタをし、直射日光を避け、常温で保管する。
- ベンザルコニウム塩化物、ベンゼトニウム塩化物：遮光した気密容器で保存すること。
- アルキルジアミノエチルグリシン塩酸塩：遮光した気密容器
- クロルヘキシジン：光によって徐々に着色するため、遮光した気密容器

（坂上　宏）

17 消毒に用いる薬物

練習問題

次の問いに◯×で答えてみよう（解答は巻末）

1. 消毒液を口腔内の含嗽のために使用する場合でも、精製水を使用しなければならない。
2. ポビドンヨードは口腔粘膜の消毒に用いられる。
3. 器具を滅菌する際のオートクレーブの温度は、147℃である。
4. エタノールは、一般的には、エンベロープをもつウイルスに対しては消毒効果を示す。
5. 消毒薬の効果は、温度で不安定なため、20℃以下で使用する。
6. 処置中に誤って術者が縫合針を指に刺した場合の対応として、まずアルコール消毒を行う。
7. 患者に使用した注射針を誤って指先に刺した場合、まず、広域抗菌薬を服用する。
8. ウイルスが対象になる場合は、次亜塩素酸ナトリウムもしくはグルタラールを選択する。
9. グルタラールは、肝炎ウイルスの消毒に有効である。
10. エタノールは、シリコーン印象に付着したB型肝炎ウイルスの消毒に有効である。
11. 次亜塩素酸ナトリウムは、金属性の器具器械に対して腐食作用が弱い。
12. 次亜塩素酸ナトリウムは、手指、口腔粘膜および金属器具のいずれにも使用できる。
13. 体液、膿汁、唾液などが共存しても消毒液の効果に影響を及ぼさない。
14. 次亜塩素酸ナトリウムは、光または熱により分解するので気密容器・冷暗所（1〜10℃）に保存する。
15. 普通石けんと逆性石けんを併用すると効果が増強される。
16. MRSAは、適切な消毒で除去することができる。
17. オキシドールの作用は、カタラーゼにより減弱する。
18. ベンザルコニウム塩化物は抗菌スペクトルが広い。

18 血液系に作用する薬物

> **この章のまとめ**
> - 止血には血小板、凝固因子と線溶系が関与する。
> - 一次止血では血小板が中心的に働く。
> - 二次止血、線溶系では凝固因子などのタンパク質が中心的に働く。
> - 血小板と凝固因子の働きを促進する薬物と線溶系を抑制する薬物は止血薬として働く。
> - 血小板と凝固因子の働きを抑制する薬物と線溶系を促進する薬物は抗血栓薬として働く。

1 止血の仕組み

- 止血には血小板、凝固因子と線溶系が関与する。

1）一次止血

- 血管の破綻から血小板血栓形成までをいう（図18A ①〜②）。
- 血管が破綻すると血管内皮細胞を裏打ちするコラーゲンが露出する。
  ① 露出したコラーゲンにフォン・ウィルブランド因子（von Willebrand factor、vWF）を介して血小板が結合する。
  ② この血小板の集積と凝集が血小板血栓（白色血栓）を形成する。
  - 血小板の集積は血小板が放出するトロンボキサン A_2（TXA_2）やADPで促進する。
  - TXA_2 は血小板内でアラキドン酸から合成される（図20-1参照）。

2）二次止血

- 一次止血に続いて血漿中の凝固因子が働き、フィブリンの網目構造が血小板血栓の周囲に形成する（図18B ③〜⑨）。
- 二次止血には第Ⅰ因子から第ⅩⅢ因子までの12種類の凝固因子が関係している。Ⅵは欠番である。
- 第Ⅳ因子は Ca^{2+}。第Ⅳ因子以外の因子はタンパク質である。
- 凝固因子の多くは肝臓で合成される。
- 血液凝固経路には「外因性経路」と「内因性経路」の2つがある。
  ③「外因性経路」は破壊された組織中の第Ⅲ因子から始まる凝固反応である。
  - 血管が損傷して出血が起こると、血管外の組織中の第Ⅲ因子（組織因子、組織トロンボプラスチン）が第Ⅶ因子と結合して活性化（Ⅶa）する。
  ④「内因性経路」は血管内の凝固因子で起こる凝固反応である。

18 血液系に作用する薬物

- 血管の内皮細胞下にあるコラーゲン線維に接触して活性化した第XII因子（XIIa）が第IX因子を活性化する。
⑤両経路は最終的に第X因子を活性化する。これ以降は共通の凝固反応を経る。
⑥第IV因子 Ca^{2+} を介した第Xa因子と第XIa因子の作用で第II因子（プロトロンビン）がトロンビン 📝 になる。
⑦トロンビンが血漿中の第I因子（フィブリノゲン 📝）を切断してフィブリンモノマーにする。
⑧フィブリンモノマーは第XIII因子によって安定化フィブリンとなり網目構造をつくる。
⑨この網目構造に他の血球が補足されて赤色血栓（凝血塊）となり、二次止血が終了する。

3）線溶系

- 止血が完了して血管が修復すると、線溶系が血栓（凝血塊）を溶解・除去する（図18B ⑩～⑪）。
⑩血漿中のプラスミノーゲンが組織型プラスミノーゲン活性化因子（t-PA）もしくはウロキナーゼ（u-PA）によって活性化され、プラスミンになる。
⑪プラスミンはフィブリンを分解して、赤色血栓を溶解・除去する。

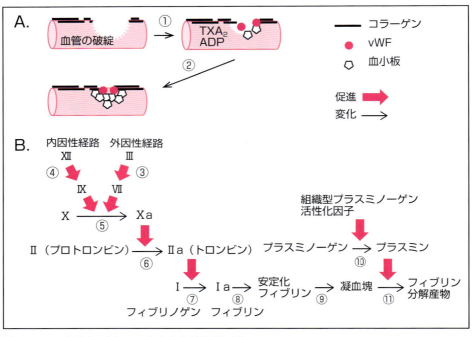

図18-1　一次止血（A）、二次止血と線溶系（B）

2 止血薬（表18-1）

1）局所的に用いる止血薬

（1）吸収性止血薬

- 止血が完了した後に組織に吸収される止血薬をいう。

表 18-1　止血薬、抗血栓薬のまとめ

止血薬	局所的止血薬	トロンビン アルギン酸ナトリウム 吸収性止血薬 血管収縮薬	 ゼラチンスポンジ、酸化セルロース アドレナリン、フェリプレシン
	全身的止血薬	血液製剤 血管強化薬 凝固促進薬 抗線溶薬	フィブリノゲン、第Ⅷ因子、第Ⅸ因子 カルバゾクロム、ビタミンC ビタミンK トラネキサム酸
抗血栓薬	抗血小板薬	COX阻害薬 ホスホジエステラーゼ阻害薬 アデニル酸シクラーゼ活性化薬	アスピリン シロスタゾール チクロピジン
	抗凝固薬	ヘパリン ビタミンKサイクル阻害薬 直接トロンビン阻害薬 第Xa因子阻害薬	 ワルファリンカリウム ダビガトラン リバーロキサバン、エンドキサバン、フォンダパリヌクス
	血栓溶解薬	組織型プラスミノーゲン活性化因子 ウロキナーゼ	

- ゼラチンスポンジや酸化セルロースがある。
- 軟組織出血や抜歯後の創腔充塡などに用いるが、酸化セルロースの骨への使用は避ける。

（2）トロンビン
- トロンビンの溶液や粉末を出血部位に噴霧もしくは散布する。
- 注射による全身投与は禁忌である。

（3）アルギン酸ナトリウム
- 血小板凝集とフィブリン形成を促進する。
- 実質臓器表面の創面に撒布する。

（4）血管収縮薬
- アドレナリンはα_1受容体を介して血管を収縮して止血を促進する。
- アドレナリンは歯科局所麻酔薬リドカイン塩酸塩に添加されている。
- 歯科局所麻酔薬プロピトカイン塩酸塩には血管収縮薬としてフェリプレシンが添加されている。

2）全身的に投与する止血薬

（1）血液製剤（血漿分画製剤）
- 無フィブリノゲン血漿患者にはフィブリノゲン製剤 を投与する。
- 血友病A患者には第Ⅷ因子製剤を投与する。
- 血友病B患者には第Ⅸ因子製剤を投与する。

（2）血管強化薬
- アドレノクロム誘導体のカルバゾクロムやビタミンCが用いられる。
- 血管壁の脆弱性を改善する血管強化薬である。
- 内服や注射で全身的に投与する。

18 血液系に作用する薬物

（3）凝固促進薬
- ビタミンKは脂溶性ビタミンである。納豆などに多く含まれる。また、腸内細菌が産生する。
- ビタミンKは第Ⅱ、Ⅶ、Ⅸ、Ⅹ因子前駆体中のグルタミン酸のγ-カルボキシル化に必須である。
- γ-カルボキシル化されたグルタミン酸（γ-カルボキシグルタミン酸）が持つCa^{2+}結合能は血液凝固に必須である。
- ビタミンK不足により凝固時間が延長している場合は、薬物として経口投与する。

（4）抗線溶薬
- 代表的な薬物にトラネキサム酸がある。
- トラネキサム酸はプラスミノーゲンやプラスミンに結合して、フィブリンの分解を抑制するために、止血を促進する。
- 内服や注射で全身的に投与する。

3 抗血栓薬（表18-1）

- 血栓症・塞栓症は、血栓が脳や心臓の血管に詰まることによって虚血性病変を起こすことをいう。
- 抗血小板薬や抗凝固薬（抗凝血薬）は脳梗塞や心筋梗塞の再発予防薬に用いる。

1）抗血小板薬
- 血小板血栓の形成を阻害する薬物

（1）アスピリン
- アスピリンを低用量で内服する。
- アスピリンは血小板のシクロオキシゲナーゼを不可逆的にアセチル化して不活性化する。その結果、TXA_2の生合成が低下して血小板凝集を抑制する。
- 動脈硬化によるアテローム性血栓の予防に用いる。

（2）シロスタゾール、チクロピジン
- アスピリンのほかに、ホスホジエステラーゼ（PDE）阻害薬のシロスタゾールやアデニル酸シクラーゼ活性化薬のチクロピジンも血小板凝集を抑制する。

2）抗凝固薬
- 血液凝固因子の働きを抑制する薬物

（1）経口抗凝固薬　ワルファリンカリウム
- ワルファリンカリウムは肝臓でビタミンKの作用を阻害し（図18-2）、グルタミン酸のγ-カルボキシル化が低下する。その結果、第Ⅱ、Ⅶ、Ⅸ、Ⅹ因子の合成と分泌が低下するため、凝固時間は延長する。
- 心房細動による心原性脳塞栓症の予防や深部静脈血栓症の治療と予防に用いる。
- 抗凝固療法中には定期的なPT-INR（プロトロンビン時間 国際標準比）のモニタリングが必要である。
- 血漿アルブミンへの結合率が高い薬物（例：アスピリンなどの酸性NSAIDs）との併用で作

用が増強する。
- 抗凝固作用とアスピリンによる抗血栓作用が相乗作用を示す。
- 抗菌薬による腸内細菌のビタミンK産生の抑制で作用が増強する
- シトクロム P-450 誘導を起こすフェノバルビタールやカルバマゼピンの併用で作用が減弱する。
- ビタミンKやそれを含む緑黄色野菜・納豆の摂取で作用が減弱する。

（2）直接トロンビン阻害薬と第Xa因子阻害薬
- ビタミンKサイクルを抑制しない経口抗凝固薬として、直接トロンビン阻害薬（ダビガトラン）と第Xa因子阻害薬（エンドキサバン、リバーロキサバン）がある。
- 第Xa因子阻害薬フォンダパリヌクスは皮下注射にて用いる。

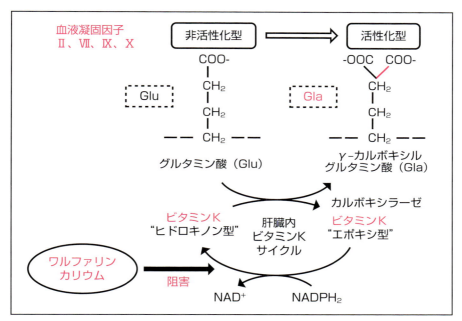

図 18-2 ワルファリンカリウムによる凝固因子の阻害機序

（3）ヘパリン製剤
- ヘパリンはアンチトロンビンⅢと結合する。
- ヘパリンと結合したアンチトロンビンⅢはトロンビンの作用を強力に抑制するため、血液凝固は阻害される。
- 血栓・塞栓症や播種性血管内凝固症候群（DIC）の治療、体外循環（血液透析）での凝固防止に用いる。
- ヘパリンは静脈内注射で全身投与する。

3）血栓溶解薬
- フィブリンを分解するプラスミンの量を増加させるために、プラスミノーゲンを活性化する組織型プラスミノーゲン活性化因子やウロキナーゼを静脈内注射にて全身投与する。

4 造血薬

- 貧血治療として、鉄欠乏性貧血には**鉄剤**を用いる。巨赤芽球性貧血（悪性貧血など）に**ビタミン B_{12}**（シアノコバラミン）と葉酸を用いる。鉄芽球性貧血に**ビタミン B_6**（ピリドキシン）が使用される。その他に、赤血球への分化を促進する**エリスロポエチン**が用いられる。
  【注意】相互作用：**鉄剤**の併用で、**ニューキノロン系抗菌薬**や**テトラサイクリン系抗菌薬**の消化管吸収が低下して、抗菌作用が減弱する。

5 血液凝固に関わる検査値と薬物投与の影響

①凝固時間
- 静脈血を採取し、採血時から血液の流動性が消失するまでの時間を示す古典的指標。
- 基準値　10 ± 2 分
- 血友病では**延長**する。

②プロトロンビン時間とプロトロンビン時間 国際標準比
- 静脈血を採取して血漿にカルシウムと組織トロンボプラスチンを加える。フィブリンが出現するまでの時間を**プロトロンビン時間（PT）**とする。比率として標準化した値を**プロトロンビン時間 国際標準比（PT-INR）**という。
- PT の基準値：**10 〜 14 秒**
- PT-INR の基準値：**1.0**
- 凝固 Ⅱ、Ⅶ、Ⅹ 因子の活性が低下すると、PT は延長する。
- **ワルファリンカリウム投与時**や**ビタミン K 欠乏時**は **PT が延長して PT-INR も増加**する。
- **アスピリン**投与時は血小板の働きが抑制されるので、**PT は変化しない**。

（二藤　彰・中島和久）

練習問題

次の問いに○×で答えてみよう（解答は巻末）

1. 血小板の凝集は TXA_2 で促進する。
2. 血管の収縮は止血を抑制する。
3. 血液凝固因子は全てタンパク質である。
4. vWF は凝固第Ⅵ因子である。
5. フィブリノゲンは肝臓で合成される。
6. 血液凝固には鉄イオンが必須である。
7. フィブリンはプラスミンで分解される。
8. 血友病 A は第Ⅹ因子の変異で起こる。
9. トロンビンは全身投与する止血剤である。
10. ビタミン K は全身投与する止血剤である。
11. ワルファリンカリウムはアスピリンと併用するとワルファリンカリウムの作用が増強する。
12. アスピリンはフィブリノゲンの作用を阻害する。
13. アスピリンはシクロオキシゲナーゼをヒドロキシル化する。
14. トラネキサム酸は全身投与する止血薬である。
15. ワルファリンカリウム投与で PT-INR は増加する。
16. ワルファリンカリウムやリバーロキサバンは経口抗凝固薬である。
17. フェノバルビタールはシトクロム P-450 の誘導を起こしてワルファリンカリウムの抗凝固作用を増強する。

19 痛みに用いる薬物

> **この章のまとめ**
> - 鎮痛薬は、痛みを和らげるために投与する。
> - 痛みは有害刺激の回避とともに、傷害からの回復促進にも寄与する。したがって、痛みは生体防御機構の一端を担っている。
> - 生活の質に影響する長く続く痛み・強い痛みは、治療の対象となる。
> - 麻薬として管理する薬物が、がん性疼痛治療や全身麻酔などで効果的に用いられている。
> - 解熱性鎮痛薬は、市販の鎮痛薬、総合感冒薬にも配合される身近な薬物である。

1 鎮痛薬（図19-1）

- 鎮痛薬には、**麻薬性鎮痛薬**、非麻薬性鎮痛薬（**麻薬拮抗性鎮痛薬**）、**解熱性鎮痛薬**がある。
- 痛みは、組織を損傷するか損傷の可能性がある刺激で起こる。このような刺激を侵害刺激と呼ぶ。
- 侵害刺激は、侵害情報として痛みの伝達経路を伝わる。痛みの伝達経路には、1. 上行性の経路、2. 高次中枢、3. 下行性の経路があり、これらは互いに連携している。痛みの伝達経路に鎮痛薬は作用する。

1）上行性の経路（＝痛みを伝える）
末梢組織の侵害情報を上位中枢に伝える。

2）高次中枢（＝痛み情報が伝わる）
痛みの認知（部位、強さ、質）のほか、痛みに伴う情動の変化を含む生体反応にかかわる。

3）下行性の経路（＝痛みの伝わりの抑制に関わる）
末梢組織からの侵害情報入力の修飾にかかわる（例：下行性疼痛抑制系）。

- 侵害刺激は末梢に存在する感覚受容器（侵害受容器）で最初に検出され、侵害情報として一次求心線維（図では感覚神経）を通って脊髄へ伝わる。
- 強い物理的刺激、高温や低温刺激、傷害などにより細胞から放出された分子を検出するさまざまな侵害受容器が一次求心線維（図では感覚神経）の終末には発現している。
- 免疫担当細胞（マクロファージ、肥満細胞）のほか、傷害を受けた細胞を由来としたサイトカイン類、プロスタグランジン類などの生理活性物質は侵害受容器を活性化するほか、その感受性を高める。

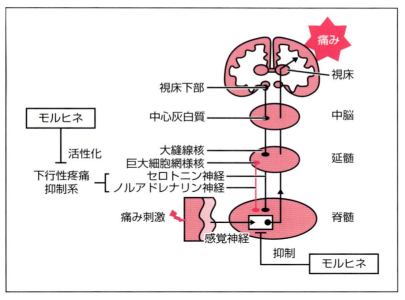

図 19-1　痛みの伝達・抑制の神経経路とモルヒネの作用（概略）

2　麻薬性鎮痛薬と非麻薬性鎮痛薬・麻薬拮抗薬

- **オピオイド受容体**を作用点とする薬物である。
- オピオイド受容体は痛みの伝達経路に発現しており、μ（ミュー）、δ（デルタ）、κ（カッパ）のサブタイプがある。
- オピオイド受容体と代表的な内因性リガンド（生体に存在するアゴニスト）は、μ受容体ではβエンドルフィン、エンドモルフィン類、δ受容体ではLeu-エンケファリン、κ受容体ではダイノルフィンAである。

1）**麻薬性鎮痛薬**（Narcotic analgesics）

- 法律上、麻薬として管理する（1章「麻薬、向精神薬」の項目参照）。

（1）モルヒネ（Morphine）

- μ受容体アゴニスト。強力な鎮痛作用がある。ケシの未熟果から得られるアヘンアルカロイド

①**作用の特徴**

a）鎮痛作用

- 脊髄のμ受容体刺激により、一次侵害受容ニューロン（図：感覚神経）と二次ニューロン（図：脊髄から脳へ向かい上行するニューロン）の痛みを伝える脊髄（後角）における神経伝達（図では四角で示した：グルタミン酸とサブスタンスPが関与）が抑制される。
- 中脳や延髄のμ受容体刺激による下行性疼痛抑制系*の活性化も、痛みを伝える脊髄における神経伝達を抑制する。

＊下行性疼痛抑制系

　　痛みの伝わりを抑制する神経機構である。図ではセロトニン神経とノルアドレナリン神経が示してあるが、これらの神経はμ受容体が発現したGABA介在ニューロンにより抑

制されている。μ受容体刺激によりこのGABA介在ニューロンが抑制されると下行性疼痛抑制系は活性化され、痛みを伝える脊髄における神経伝達が抑えられる。
- μ受容体刺激は視床中継核、視床下部、大脳知覚領域などにおける痛みに関する神経伝達も抑える。

b）鎮静作用
- 眠気を起こすほか、思考力・記銘力が低下する。

c）呼吸抑制作用
- 延髄呼吸中枢への直接作用で起こる。①血液中の炭酸ガス分圧の増加に対する呼吸中枢の反応性を低下させる。②呼吸リズムを調節する橋・延髄を抑制する。

d）消化管に及ぼす作用
- 腸管運動を抑制し、便秘を起こす。耐性が形成されにくい副作用である。

e）鎮咳作用
- 孤束核（咳の中枢）における知覚入力（気道からの知覚神経）を抑制する。

f）催吐作用
- 延髄第四脳室底にある化学受容器引き金帯（CTZ: Chemoreceptor Trigger Zone）への直接作用で起こる。耐性が比較的形成されやすい副作用である。

g）瞳孔に及ぼす作用
- 動眼神経核への刺激による縮瞳。耐性が形成されないため、依存の徴候となる（退薬症候が起きているとき、および、大量投与による酸素不足ではいずれも散瞳へ転ずる）。

h）その他
- 掻痒（ヒスタミン遊離作用）、傾眠、情緒変調、精神混濁、多幸感などを起こす。

②体内動態の特徴
- 消化管で吸収されやすい。代謝産物（M6G: モルヒネ-6-グルクロナイド）がモルヒネ自体よりも強い効果を示す。M6Gは尿中に排泄されるので、腎機能低下時に有害事象が出やすくなる。

③用途
- ほとんどの疼痛に有効だが、がん性疼痛・術後疼痛・心筋梗塞等の疼痛の緩和に限って用いる（長期投与で耐性のほか・依存の形成が懸念されるため）。基本原則（例：WHOのがん性疼痛治療の基本原則）を守った投与を行うかぎり、がん性疼痛治療においては依存は形成されがたい。

（2）コデイン
- コデイン自体ではなく、投与されたコデインの5〜15%がCYP2D6により代謝変換されて生成されたモルヒネが鎮痛作用を起こす。
- 鎮痛作用の強さ：モルヒネの1/6
- 代表的な鎮咳薬でもある。鎮咳の目的で用いる100倍散のリン酸コデインは麻薬に指定されていない。

（3）オキシコドン
- μ受容体アゴニスト。強い鎮痛作用を示す強オピオイドのひとつ。

- 鎮痛作用の強さ：経口投与でモルヒネの約 1.5 倍、硬膜外投与でモルヒネの約 1/10 倍
- 用途：癌性疼痛の緩和、オピオイドローテーション

（4）フェンタニル（Fentanyl）
- μ受容体アゴニスト。強い鎮痛作用を示す強オピオイドのひとつ
- 鎮痛作用の強さ：モルヒネの約 80 倍
- 用途：癌性疼痛の緩和、プロポフォール（静脈内麻酔薬）と併用して全身麻酔
  NLA（Neuroleptanalgesia）原法で神経遮断薬のドロペリドールと併用して全身麻酔
- フェンタニルクエン酸塩として注射剤、経皮徐放剤（パッチ製剤）で利用
- 注射剤では作用時間は短い。パッチ製剤では効果が 72 時間程度と長時間持続する。

（5）レミフェンタニル
- μ受容体アゴニスト
- 鎮痛作用の強さ：フェンタニルと同等
- 用途：全身麻酔
- 作用時間が短い。エステル結合を化学構造中に有しており、血液中と組織内の非特異的エステラーゼによりすみやかに代謝されるため、血中の半減期は 4〜8 分。作用発現までが約 1 分と短い。蓄積しないので投与量も素早く調節しやすい。

（6）ペチジン
- μ受容体アゴニスト
- 鎮痛作用の強さ：モルヒネの 1/10〜1/6
- 用途：注射剤で鎮痛・鎮痙。ほかに麻酔前投薬、無痛分娩、麻酔補助薬
- 大量反復投与の結果、中間代謝産物ノルペチジンの蓄積による振戦・けいれんが起こる危険がある。したがって持続的な癌性疼痛の治療には不向き。

2）麻薬拮抗性鎮痛薬
- オピオイド受容体サブタイプに対して拮抗性と作動性を示す鎮痛薬（麻薬としての管理は不要）
- 部分アゴニスト作用を示す薬物が含まれる。
- 部分アゴニストには有効限界がある（投与量を増しても必ずしも鎮痛効果が増大しない）。過量投与に注意する。
- 完全アゴニストのオピオイド受容体サブタイプへの刺激を介した効果を、部分アゴニストは競合的アンタゴニストのように弱めるほか、退薬症候（**6 章「依存」の項目参照**）を起こす危険もある。

（1）ペンタゾシン（Pentazocine）
- μ受容体部分アゴニスト、κ受容体アゴニスト
- 鎮痛作用の強さ：モルヒネの 1/4〜1/2
- 注射剤で癌性疼痛・術後疼痛・心筋梗塞の疼痛の緩和、全身麻酔の補助に、錠剤で癌性疼痛の緩和にそれぞれ用いる。
- 大量を連用すると依存を起こす危険がある。

（2）ブプレノルフィン
- μ受容体部分アゴニスト、δ受容体アゴニスト、κ受容体アンタゴニスト

- 鎮痛作用の強さ：注射剤でモルヒネの 20 〜 50 倍
- 注射剤で癌性疼痛・心筋梗塞の疼痛の緩和、全身麻酔の補助に、錠剤で癌性疼痛・術後疼痛の緩和にそれぞれ用いる。
- 副作用として嘔気・嘔吐を起こすので制吐薬（ドロペリドール、プロクロルペラジン）の投与が必要

（3）ブトルファノール
- μ 受容体部分アゴニスト、δ 受容体アンタゴニスト、κ 受容体アゴニスト
- 鎮痛作用の強さ：注射剤でモルヒネの約 4 倍
- 用途：注射剤で癌性疼痛・術後疼痛の緩和
- 長期投与で依存を起こす傾向がある。

（4）トラマドール
- μ 受容体アゴニスト（アゴニストとしての作用は弱い）。ほかにセロトニン・ノルアドレナリン再取り込み抑制作用による下行性疼痛抑制系の賦活化が期待できる。
- 鎮痛作用の強さ：注射剤でモルヒネの 1/10、経口剤でモルヒネの 1/5
- 用途：癌性疼痛の緩和
- トラマドールとアセトアミノフェン（後出）の合剤（経口剤）は、抜歯後疼痛に適応可能
- 耐性、乱用の危険とも低い。

（5）エプタゾシン
- μ 受容体アンタゴニスト、κ 受容体アゴニスト
- 用途：癌性疼痛、術後疼痛
- 鎮痛作用の強さ：モルヒネの 1/2
- 耐性、依存性とも弱い。

3）**麻薬拮抗薬**
- オピオイド受容体のアンタゴニスト。鎮痛作用はない。
- 麻薬性鎮痛薬ならびに麻薬拮抗性鎮痛薬の効果を抑制する。
- オピオイド受容体への過剰な刺激が関わる現象（例：呼吸抑制）を打ち消す。
  例：ナロキソン（Naloxone）
- 親和性は μ 受容体が最も高く、次いで δ 受容体（μ 受容体の 1/15）、κ 受容体（μ 受容体の 1/40）の順
- 同様の作用を示す薬物にレバロルファンがある。

3　解熱性鎮痛薬

- COX（シクロオキシゲナーゼ）を阻害してプロスタグランジン類の産生を低下させる酸性非ステロイド性抗炎症薬には、解熱・鎮痛作用を示すものが多く含まれる（**20 章「炎症に用いる薬物」**参照）。

1）**ピリン系**
- ピラゾロン誘導体のうち、スルピリンは解熱の目的で注射で用いられる。

2）非ピリン系

例：アセトアミノフェン

- 歯痛、歯科治療後の疼痛時に経口投与する。消炎作用はない。市販の鎮痛剤や総合感冒薬にも含まれる。
- アスピリンと同様にCOXを阻害することでPGE$_2$の産生を抑制するがその効果は弱い。したがって解熱・鎮痛効果はCOX阻害以外の作用により発現すると考えられるが、詳細は不明である。
- 胃粘膜を保護するPGE$_2$、PGI$_2$の産生に関与するCOX-1を阻害しないため胃腸障害が少なく、空腹時にも服用可能といわれている。
- 小児のほか、妊産婦、授乳婦にも用いられ、高齢者に対しても投与される。
- ニューキノロン系の薬物との有害な相互作用に関する報告がない。
- 血漿タンパクとの結合能が低く、経口糖尿病薬、経口抗凝血薬と併用される。

4 その他

- ガバペンチンやプレガバリンは神経障害性疼痛の治療に用いる。これらの薬物のほか、カルバマゼピン（9章「抗てんかん薬」の項目参照）は三叉神経痛の治療に用いる。

（三枝　禎）

練習問題

次の問いに○×で答えてみよう（解答は巻末）
1. オピオイド受容体にはμ（ミュー）、δ（デルタ）、κ（カッパ）のサブタイプがある。
2. μ受容体のアンタゴニストにβエンドルフィンがある。
3. モルヒネは麻薬性鎮痛薬である。
4. モルヒネはμ受容体のアンタゴニストである。
5. モルヒネの副作用に便秘がある。
6. モルヒネの副作用に嘔気・嘔吐がある。
7. コデインは鎮咳作用を示す。
8. フェンタニルは経皮徐放剤として用いられる。
9. レミフェンタニルは全身麻酔に用いられる。
10. ペンタゾシンはモルヒネの鎮痛効果を増強させる。
11. トラマドールは麻薬拮抗薬である。
12. ナロキソンは麻薬拮抗性鎮痛薬である。
13. ナロキソンはフェンタニルの鎮痛効果を増大させる。
14. アセトアミノフェンは強い抗炎症作用を示す。
15. アセトアミノフェンは解熱・鎮痛の目的で小児に投与する。

20 炎症に用いる薬物

この章のまとめ

- □ 副腎皮質ステロイド薬（ステロイド性抗炎症薬）および非ステロイド性抗炎症薬に分類される。
- □ ステロイド性抗炎症薬はステロイド受容体と結合後、その複合体が核内で遺伝子発現を制御しプロスタグランジン類やロイコトリエン類の生合成に関わるホスホリパーゼA_2を阻害することで抗炎症作用を発揮する。
- □ 非ステロイド性抗炎症薬はプロスタグランジン類生合成に関わるシクロオキシゲナーゼを阻害することで抗炎症、鎮痛、解熱作用を発揮する。
- □ ステロイド性抗炎症薬の適応症にはⅠ型アレルギー性疾患、自己免疫疾患、臓器移植後の免疫抑制、難治性口内炎、慢性剥離性歯肉炎などがある。
- □ 非ステロイド性抗炎症薬と解熱性鎮痛薬の適応症には炎症性疾患、疼痛性疾患、発熱性疾患がある。
- □ 抗アレルギー薬はⅠ型アレルギーの予防と治療に用いられる。

1 炎症とケミカルメディエーター

1）炎症（inflammation）

- 外傷、感染等により生体組織に侵害刺激が加わった時に起こる局所の防御反応である。
- 症状としては発熱、疼痛、発赤、腫脹、機能障害の5大徴候が挙げられる。
- 炎症の過程は次の3期に分けることができる。

第1期　血管透過性亢進期

　侵害刺激により組織の細胞からケミカルメディエーターが遊離し、血管の拡張や透過性亢進、痛覚受容体の刺激が起こる。

　　第1相　一過性即時反応　直後から数十分で終わる。
　　第2相　遅延反応　数十分から数時間遅れ始まり数時間持続する。

第2期　白血球浸潤期

　好中球、単球やマクロファージが血管外へ浸潤し、細菌、起炎物質や壊死組織を貪食し排除する。

第3期　細胞増殖期

　毛細血管の新生、線維芽細胞の増殖により肉芽組織が形成され修復、治癒に向かう。

2）炎症のケミカルメディエーター（chemical mediators）

- 侵害刺激により組織の細胞から遊離されるケミカルメディエーター（表20-1）が一連の炎症反応を引き起こす。

表20-1　炎症性ケミカルメディエーターとその作用

ケミカルメディエーター	由来細胞	作用
ヒスタミン	肥満細胞、好塩基球	血管透過性亢進、血管拡張
プロスタグランジン（PGs）	内皮細胞、肥満細胞、白血球	血管拡張、発熱、疼痛閾値低下
トロンボキサン（TXA_2）	血小板	血小板凝集促進、気管支収縮
ロイコトリエン（LT_s）	白血球、肥満細胞	血管透過性亢進、血管収縮、気管支収縮、白血球走化性亢進
ブラジキニン	炎症細胞	疼痛、血管透過性亢進、血管拡張
リソソーム物質	好中球、マクロファージ	異物の分解
活性酸素	白血球	殺菌作用

（1）ヒスタミン

- ヒスタミンの受容体には3種類のサブタイプ H_1、H_2、H_3 がある。
- 炎症初期に肥満細胞より放出され第1期第1相の即時型反応に関与し、ヒスタミンが H_1 受容体に結合すると血管拡張を起こす。
- 抗原抗体反応によってヒスタミンが放出される場合の反応はⅠ型アレルギー反応で、くしゃみ、咳、鼻水、蕁麻疹、かゆみなどが生ずる。
- 胃ではヒスタミンが H_2 受容体に結合すると胃酸分泌が促進される。

（2）ブラジキニン

- ブラジキニンは炎症第1期第2相の遅延型反応に関与し血管拡張、血管透過性亢進を起こし、発痛作用も示す。

（3）アラキドン酸代謝物（図20-1　アラキドン酸カスケード）

- 細胞膜への刺激により膜リン脂質からホスホリパーゼ A_2 の触媒作用によってアラキドン酸が遊離する。

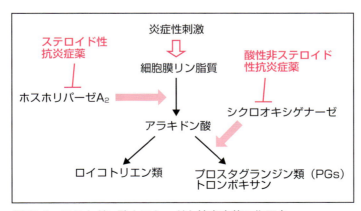

図20-1　アラキドン酸カスケードと抗炎症薬の作用点

20 炎症に用いる薬物

- アラキドン酸から**シクロオキシゲナーゼ（COX: Cyclooxygenase）**によって**プロスタグランジン**や**トロンボキサン**が生成される。
- COX には全身の組織に恒常的に発現する **COX-1** と、炎症組織で発現する **COX-2** がある。
- また、別の酵素**リポキシゲナーゼ**の作用によりアラキドン酸から**ロイコトリエン**も生成される。

① **プロスタグランジン**（PGE_2、$PGF_{2\alpha}$、PGI_2）
- PG は多様で重要な生理作用（例：胃腸粘膜の保護や腎組織の血流や保護）をもつ。
- PGE_2 は**血管を拡張**させブラジキニンやヒスタミンによる血管透過性亢進作用を増強する。
- 知覚神経の発痛閾値を低下させブラジキニンの発痛作用を増強する。
- 視床下部の体温調節中枢に働き発熱作用をもつ。

② **トロンボキサン**（TXA_2）
- TXA_2 はアレルギー性炎症時に**気管支平滑筋収縮作用**により喘息発作に関与する。
- 血小板で産生され**血小板凝集作用**により止血を促進する。

③ **ロイコトリエン**（LTB_4、LTC_4、LTD_4、LTE_4）
- アナフィラキシーショック遅延反応物質であり、**血管透過性亢進**、**気管支平滑筋収縮**作用により、**喘息発作**に関与する。

（4）リソソーム内物質
- マクロファージや好中球は貪食した異物の分解にリソソーム内物質（タンパク分解酵素等）を用いる。
- 貪食後リソソーム内物質は細胞外に放出され、炎症反応を亢進する。

（5）活性酸素
- 活性酸素とは酸素分子がより反応性の高い化合物に変化したもので、細胞内シグナルや細胞障害として働く。
- 炎症時に好中球やマクロファージは活性酸素を産生し細菌の殺菌に関与する。

（6）炎症性サイトカイン
- 炎症反応時に産生されるインターロイキン（IL）-1、腫瘍壊死因子（TNF）-α、インターフェロン（IFN）γ などを総称して呼ぶ。

2 抗炎症薬（anti-inflammatory drugs）

- 炎症は生体に侵害刺激が加わった場合の防衛反応のひとつであり、恒常性機構であると考えられる。
- 炎症が過度に起きた場合には症状を軽減する目的（**対症療法**）で**抗炎症薬**が用いられる。
- 抗炎症薬は**ステロイド性抗炎症薬**と非ステロイド性抗炎症薬に大別される。

1）副腎皮質ステロイド薬（ステロイド性抗炎症薬　SAIDs: Steroidal Anti-Inflammatory Drugs

（1）分類
　副腎皮質では電解質代謝に関与する鉱質コルチコイドと、抗炎症反応に関与する糖質コルチコイドが産生される。ステロイド性抗炎症薬は、天然の糖質コルチコイドと、これらの構造を

基に抗炎症作用の増強と、それ以外の作用ができるだけ出現しないように合成された合成副腎皮質ホルモンに分けられる（表 20-2）。

表 20-2 ステロイド性抗炎症薬

	分類	薬物	抗炎症作用
天然副腎皮質ホルモン	短時間型	ヒドロコルチゾン（3） コルチゾン	1 0.7-0.8
合成副腎皮質ホルモン	中間型	プレドニゾロン（10） トリアムシノロン	4 5
	長時間型	デキサメタゾン ベタメタゾン	25 25

（　）内は過去 10 年の歯科医師国家試験出題回数を示す。

（2）作用のしくみと薬理作用

- ステロイド性抗炎症薬は炎症の第一期から第三期まで、すべての炎症反応を抑制する。
- ステロイド性抗炎症薬は細胞膜を通過後、細胞質のグルココルチコイド受容体と結合する。
- この複合体が核内に移行し遺伝子の発現を制御する（図 20-2）ことで次の薬理作用（①～④）を現す。

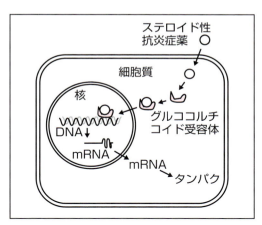

図 20-2　ステロイド性抗炎症薬の作用機序

①アラキドン酸カスケードの抑制

- 誘導されるタンパクのひとつリポコルチンは、アラキドン酸カスケード（図 20-1）においてホスホリパーゼ A_2 を阻害する。
- したがって、プロスタグランジン類、トロンボキサン類、ロイコトリエン類の生成が抑制される。

②炎症性サイトカイン類産生の抑制

- インターロイキン（IL）-1、顆粒球－マクロファージ－コロニー刺激因子（GM-CSF）、インターフェロン（IFN）γ などの炎症性サイトカイン類産生を抑制する。

③膜の安定化
- 細胞膜やリソソーム膜を安定化して細胞破壊や加水分解酵素の放出を抑制する。

④肉芽組織増殖の抑制
- 線維芽細胞のDNA合成阻害により過剰な肉芽組織の増殖を抑制する。

（3）副作用

①副腎皮質機能の低下や萎縮
- ステロイド性抗炎症薬は副腎皮質で産生されるホルモンであるので、長期間投与すると負のフィードバックによって副腎皮質の機能低下や萎縮が起こる。
- 急に服用を中止すると症状が悪化（反跳現象）したり、離脱症候群（発熱、脱力感、ショックなど）を起こすことがある。

②免疫機能の低下による感染症の誘発や増悪
③体脂肪分布の変化による満月様顔貌（ムーンフェイス）
④電解質代謝異常による浮腫と高血圧
⑤高血糖による糖尿病
⑥ステロイド性骨粗鬆症
⑦胃液分泌促進による消化性潰瘍

（4）適応
- Ⅰ型アレルギー性疾患：気管支喘息、蕁麻疹、アナフィラキシー反応など
- 自己免疫疾患：慢性関節リウマチ、シェーグレン症候群
- 臓器移植後の免疫抑制
- 歯科における適応（軟膏や貼付剤が局所的に使用される）

①ヒドロコルチゾン：ヒドロコルチゾンと抗生物質テトラサイクリンの合剤を歯周炎の急性期に歯周ポケット内に貼薬する。

②プレドニゾロン、トリアムシノロン：ヒドロコルチゾンの4〜5倍程度強い抗炎症作用をもち持続性がある（表20-2）。歯科では難治性口内炎や舌炎、慢性剥離性歯肉炎等に用いられる。

③デキサメタゾン、ベタメタゾン：ヒドロコルチゾンの25倍程度強い抗炎症作用をもち長時間作用型である（表20-2）。歯科では難治性口内炎や舌炎、唾液腺炎、重症の扁平苔癬に用いられる。

2）非ステロイド性抗炎症薬（NSAIDs: Non-Steroidal Anti-Inflammatory Drugs）

NSAIDsは酸性非ステロイド性抗炎症薬（酸性NSAIDs）と塩基性非ステロイド性抗炎症薬に分けられる（表20-3）。

（1）酸性NSAIDs

①薬理作用
- 抗炎症作用だけでなく、解熱作用や鎮痛作用をも示す薬物が多い。

②作用機序
- 酸性NSAIDsの抗炎症作用は、酵素シクロオキシゲナーゼ（COX）の阻害によってプロスタグランジン（PGs）類、トロンボキサン（Txs）の産生を抑制する（図20-1）ことによる。

表 20-3 非ステロイド性抗炎症薬

分類			薬物	特徴
非ステロイド性抗炎症薬	酸性	サリチル酸系	アスピリン（10）	抗炎症、解熱、鎮痛、抗血小板作用
		アントラニル酸系	メフェナム酸（2）	強い鎮痛作用
		フェニル酢酸系	ジクロフェナクナトリウム（5）	強力な鎮痛作用 インフルエンザ脳症重症化禁忌
		インドール酢酸系	インドメタシン（3）	強力な解熱、鎮痛、抗炎症作用
		プロピオン酸系	ロキソプロフェンナトリウム（1）	**プロドラッグ**で、肝臓で活性化されるので消化管障害は少なく、解熱、鎮痛、抗炎症作用を持つため頻用
		オキシカム系	ピロキシカム	強力な解熱、鎮痛、抗炎症作用 長時間作用型
	塩基性		チアラミド（1）	COX 阻害なく酸性 NSAIDs のような副作用少ない。酸性 NSAIDs 禁忌患者に使用
解熱鎮痛薬	アニリン系		アセトアミノフェン（8）	COX 阻害少なく酸性 NSAIDs 禁忌の患者に使用。ウイルス感染小児に使用

（　）内は過去 10 年の歯科医師国家試験出題回数を示す。

- 酸性 NSAIDs による鎮痛作用は、PGs 産生抑制による痛覚増強の消失と考えられている。
- 酸性 NSAIDs による解熱作用は、視床下部における PGs 産生抑制による。

③副作用

a）消化管障害

- 胃粘膜保護作用をもつ PGI_2、PGE_2 の産生を阻害するので、胃腸障害を引き起す。
- 酸性 NSAIDs のプロドラッグでは胃腸障害が少ない。

b）アスピリン喘息の誘発

- COX が阻害されるとアラキドン酸からロイコトリエンへの産生が増加し（図 20-1）、喘息の過敏症状（アスピリン喘息）が発現することがある。
- アスピリン以外の酸性 NSAIDs やアセトアミノフェンでも起こる。

c）出血傾向

- TXA_2 には血小板凝集作用があり、COX 阻害により出血傾向を示す（18 章「**抗血小板薬**」の項目参照）。

d）腎障害

- PG は腎血流量、糸球体ろ過に関与しており、COX 阻害により腎不全が起こることがある。
- PG は水電解質代謝に関与しており、COX 阻害により水分と塩類の貯留を起こし浮腫や血圧上昇が起こることがある。

e）子宮運動抑制、胎児毒性

- PGE_2 は子宮収縮作用をもつので、COX 阻害により分娩の遅延を引起す。
- 妊娠末期胎児心臓の動脈管の収縮や閉塞を起こし死亡することがある。

20 炎症に用いる薬物

f）Reye（ライ）症候群
- ウイルス性疾患罹患小児にアスピリンなどNSAIDsを投与するとReye（ライ）症候群（嘔吐、意識障害、けいれんなど）を起こすことがある。
- 小児では代わりにアセトアミノフェンを用いる。

④相互作用

薬物相互作用が知られているので酸性NSAIDs処方の前に問診することが必要となる。

a）出血傾向の増強
- 酸性NSAIDsは血漿タンパク質との結合力が強く他の結合型薬物を遊離型とする。
- たとえば、抗凝血薬ワルファリンを併用すると、ワルファリン非結合型の割合が増え出血傾向となる。

b）けいれんの誘発
- 酸性NSAIDsをニューキノロン系抗菌薬と併用すると、GABAのGABA受容体への結合を阻害しけいれんを誘発させることがある。

（2）塩基性NSAIDs（表20-3）
- 緩和な抗炎症、鎮痛作用を示すが、解熱作用は弱い。
- COX阻害作用は弱いので、消化管障害は少ない。
- 消化管障害や酸性NSAIDsに対する過敏症、腎疾患患者に用いられる。

＊解熱性鎮痛薬（表20-3）
- COX阻害作用はほとんどなく、抗炎症作用は弱い。
- アセトアミノフェンは中枢でのPGs産生を抑制し、解熱作用を示す。
- 鎮痛作用を示すので、酸性NSAIDsが禁忌の場合に使用可能である。
- ウイルス感染小児にも使用可能である。

3 抗アレルギー薬

1）抗アレルギー薬
- 抗アレルギー薬はⅠ型アレルギー（気管支喘息、アレルギー性鼻炎、アトピー性皮膚炎など）の予防、治療薬として用いる。
- 薬疹（蕁麻疹、掻痒などの薬物アレルギー）に対してH_1受容体拮抗薬を用いる。

2）アレルギー反応
生体に有害な免疫反応をいう。

Ⅰ型アレルギー：抗原に対するIgE抗体に結合すると炎症性ケミカルメディエーターが放出され血管拡張、血管透過性亢進、平滑筋収縮、粘液分泌などの症状が発生する。短時間で起こるので即時型アレルギーともいう。

Ⅱ型アレルギー：IgM、IgG抗体が細胞を破壊することよる。細胞障害型ともいう。

Ⅲ型アレルギー：抗原にIgM、IgG抗体が結合した免疫複合体が組織に付着し炎症や障害を起こす。

Ⅳ型アレルギー：抗体は関与せず、Tリンパ球が関与する。発症まで長く、遅延型アレルギーともいう。

3）抗アレルギー薬の分類（表20-4）

（1）メディエーター遊離抑制薬
- 肥満細胞の膜を安定化させ、ケミカルメディエーターの遊離を抑制する。

（2）H_1受容体拮抗薬
- H_1受容体拮抗薬とH_2受容体拮抗薬のうち、前者を抗アレルギー薬として用いる。
- 眠気、めまいを示す第1世代に対し、その作用が少ない第2世代がある。
- ヒスタミンによる血管透過性亢進、炎症反応を強く抑制する。

表20-4 抗アレルギー薬の分類

分類		薬物
メディエーター遊離抑制薬		クロモグリク酸ナトリウム
		トラニスト
H_1受容体拮抗薬	第1世代	ジフェンヒドラミン（2）、クロルフェニラミン（1）
	第2世代	ケトチフェン、アゼラスチン

（　）内は過去10年の歯科医師国家試験出題回数を示す。

（小松浩一郎）

練習問題

次の問いに○×で答えてみよう（解答は巻末）

1. 抗炎症薬は病因療法である。
2. 副腎皮質ホルモンは非ステロイド性抗炎症薬に分類される。
3. ステロイド性抗炎症薬はアラキドン酸の遊離を抑制する。
4. 口内炎にはプレドニゾロンを局所的に用いる。
5. ステロイドを長期投与すると副腎が肥大する。
6. 非ステロイド性抗炎症薬はプロスタグランジン類の受容体に拮抗する。
7. ロキソプロフェンナトリウムは肝臓で代謝後に初めてCOX阻害作用を示す。
8. 消化管障害の患者に酸性NSAIDsは安全に使用できる。
9. インフルエンザの小児にアスピリンを使用する。
10. 酸性NSAIDsをワルファリンと併用する。
11. 急性智歯周囲炎に酸性NSAIDsとニューキノロン系抗菌薬を処方する。
12. ステロイドと抗アレルギー薬の投薬は喘息に対する対症療法である。
13. アンピシリンを投与した患者に蕁麻疹が出たので、抗ヒスタミン薬を処方した。

21 感染症に用いる薬物

> **この章のまとめ**
>
> □ 化学療法に用いられる化学物質を化学療法薬（chemotherapeutic agents）といい、このうち感染症の治療に使用されるものが抗感染症薬（抗菌薬 antibacterial agents、抗真菌薬 antifungal agents、抗ウイルス薬 antiviral agents）である。
> □ 抗感染症薬は、病原微生物に対する選択毒性（selective toxicity）を有する。
> □ 病原微生物は抗菌薬に対し、さまざまな機構で耐性を獲得する。このとき、構造や作用機序が類似した抗菌薬では交叉耐性（cross resistance）が示される。
> □ 抗菌薬は、個々のもつ特性に応じて使用されるが、多剤耐性菌発生の防止および院内感染対策のため、適正に使用する必要がある。
> □ ウイルスは宿主細胞の核酸やタンパク質の合成過程に依存して増殖する寄生体である。
> □ ウイルス感染症で使用する抗感染症薬（抗ウイルス薬）は、主にウイルスの複製を抑えるものと免疫反応を賦活化するものがある。

1 抗菌性について

- 抗感染症薬は、原因療法に用いられる化学療法薬である。
- 静菌作用：微生物の増殖を抑制。テトラサイクリン系、マクロライド系
- 殺菌作用：微生物を殺滅。β-ラクタム、アミノグリコシド系、ニューキノロン系
- 治療の際には、病原菌の感受性を調べ、殺菌作用を有する薬剤を第一選択薬とする。

2 抗菌薬の作用機序（図21-1）

- 細胞壁合成阻害：細胞壁合成酵素と結合して、細胞壁の合成を阻害する。
- 細胞膜障害：細胞膜透過性亢進あるいは細胞膜合成阻害で抗菌作用を発揮する。
- タンパク質合成阻害：リボソームの機能を阻害して、細菌のタンパク質合成を阻害する。
- 核酸の合成阻害：DNAやRNAの合成阻害や切断を誘導し、抗菌作用を発揮する。
- 代謝拮抗：細菌の必須栄養素パラアミノ安息香酸関連酵素の阻害や葉酸代謝を阻害し、抗菌作用を発揮する。

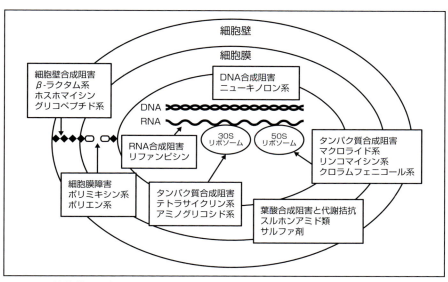

図 21-1　抗菌薬の分類

3　抗菌スペクトルと体内動態（表 21-1～2、図 21-2）

- 化学療法薬が通常一定の範囲の病原微生物に限って有効に作用することを**抗菌スペクトル**という。
- 化学療法薬が病原微生物の発育を抑える最小濃度を**最小発育阻止濃度（MIC: Minimum Inhibitory Concentration）**という。
- MIC が小さいほど抗菌力が強い。
- 抗菌薬は時間依存性と濃度依存性に分類され、それぞれ効果的な投与量、投与回数は異なる。

表 21-1　主な抗菌薬の作用と投与法

抗菌薬名	テトラサイクリン系	マクロライド系	β-ラクタム系	アミノグリコシド系	ニューキノロン系
分類	静菌的作用		殺菌的作用		
作用	時間依存性			濃度依存性	
投与法	1日の投与回数を多くする	1日の総投与回数を多くする		1回投与量を多くする	

表 21-2　抗菌薬の作用範囲

狭域抗生物質 1	グラム陽性菌のみ	グリコペプチド系
狭域抗生物質 2	グラム陽性菌と一部のグラム陰性菌に有効	ペニシリン
広域性抗生物質	グラム陽性菌と多数のグラム陰性菌に有効	β-ラクタム系、アミノグリコシド系
広範囲抗生物質	グラム陽性菌、一部のグラム陰性菌、マイコプラズ、マリケッチア、クラミジアに有効	クロラムフェニコール、テトラサイクリン系、マクロライド系、ニューキノロン系

21 感染症に用いる薬物

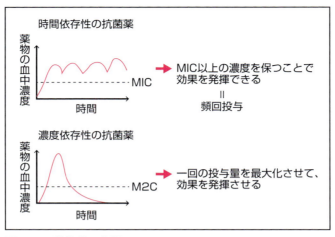

図 21-2　抗菌薬の分類

4 抗菌薬各論（表 21-3 ～ 4、図 21-3 ～ 4）

- 抗菌薬別の作用の相違、吸収の相違、臓器移行性、排泄、副作用を理解して抗菌薬を選択する。
- 代謝経路が腎臓の抗菌薬（β-ラクタム系、ニューキノロン系、グリコペプチド系、テトラサイクリン系）は、加齢による腎クリアランスの低下で薬物動態に影響する。
- 代謝経路が肝臓の抗菌薬（マクロライド系、リファンピシン）は、凝固異常が出現するほどの肝機能障害患者への投与では、投与量の調節が必要である。
- ニューキノロン系は、ピリドンカルボン酸を基本骨格とし、一般にフッ素を含まないものをオールドキノロン、フッ素を含むものをニューキノロン系（抗菌力強化）と呼ぶ。

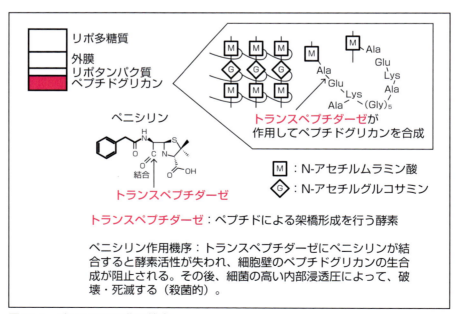

図 21-3　ペニシリンの作用機序

表21-3 抗菌薬の特徴

抗菌薬	薬物名	特徴	副作用
β-ラクタム系	ペニシリン アンピシリン カルバペネム バカンピシリン セファゾリン セファロスポリン	トランスペプチダーゼ阻害 広い抗菌作用ラクタム環をもつ主な代謝経路は腎臓 β-ラクタム環をもつ主な代謝経路は腎臓	アナフィラキシーショック 発熱 偽膜性大腸炎 急性腎不全 出血傾向
アミノグリコシド系	ストレプトマイシン カナマイシン アミカシン トブラマイシン ゲンタマイシン アルベカシン	筋注、点滴注射 グラム陽性、グラム陰性、抗酸菌に有効 β-ラクタム系との併用で相乗作用 アルベカシンはMRSA適応	**腎毒性** 第8脳神経障害（聴力障害） 呼吸筋麻痺
マクロライド系	エリスロマイシン ロキシスロマイシン クラリスロマイシン テリスロマイシン アジスロマイシン ロキタマイシン	ジフテリア マイコプラズマ肺炎 クラミジアに適応	肝障害（CYP3A4の阻害） 不整脈
テトラサイクリン系	テトラサイクリン ドキシサイクリン ミノサイクリン	リケッチア マイコプラズマ肺炎 クラミジアに適応	**エナメル質形成不全 歯の着色** 消化管と粘膜の障害 骨組織への沈着
グリコペプチド系	バンコマイシン テイコプラニン	**トランスグリコシダーゼ**阻害 バンコマイシンはMRSAに適応 C. difficileの偽膜性大腸炎に適応	腎毒性 （アミノグリコシド系との併用） アナフィラキシーショック
ニューキノロン系	シプロフロキサシン オフロキサシン エノキサシン トスフロキサシン	DNAジャイレース阻害 Al、Mg、鉄、Ca、含有製剤との併用で薬効減弱 75%は腎で排泄	けいれん（NSAIDsとの併用） 光線過敏症 めまい 消化器症状 不整脈
クロラムフェニコール系	クロラムフェニコール	サルモネラ感染症に適応	**グレイ（灰色）症候群 再生不良性貧血**
リンコマイシン系	リンコマイシン	グラム陽性菌適応	偽膜性大腸炎

表21-4 抗菌薬と併用禁忌薬剤

抗菌薬	併用薬物	症状・効果
ニューキノロン系	NSAIDs	けいれん
テトラサイクリン系 ニューキノロン系 セフェム系	Al、Mg含有薬剤	抗菌薬薬効低下 （キレート形成により消化管吸収が阻害されるため）
アミノグリコシド系	筋弛緩薬	筋弛緩薬効果増強
クロラムフェニコール	抗癌剤、免疫抑制剤	造血器障害

21 感染症に用いる薬物

```
歯科感染症における抗菌薬の選択について

第一選択薬：β-ラクタム系
            ↓ β-ラクタム系にアレルギー既往有
第二選択薬：マクロライド系（肝障害不可）
            ニューキノロン系（腎障害、小児、妊婦不可）
            ↓
第三選択薬：テトラサイクリン系
```

図 21-4　歯科感染症における抗菌薬の選択について

5　抗真菌薬（表 21-5 ～ 6）

- 真菌は、酵母様真菌（カンジダ、クリプトコッカスなど）と菌糸（アスペルギルスなど）に大別される。口腔カンジダ症、肺アスペルギルス症、足白癬などの病態がある。

表 21-5　抗真菌薬の特徴

分類	薬物名	特徴	副作用
ポリエン系	アムホテリシン B	細胞膜透過性亢進作用	心不全、肝・腎障害
トリアゾール系	イトラコナゾール	CYP3A4 を阻害 エルゴステロールの生合成阻害	消化器症状 肝・腎障害
イミダゾール系	ミコナゾール	CYP3A4 を阻害 エルゴステロールの生合成阻害	肝障害

表 21-6　抗真菌薬の適応

抗真菌薬	カンジダ	アスペルギルス	クリプトコッカス	白癬菌
アムホテリシン B	○	○	○	不明
イトラコナゾール	○	○	○	○
ミコナゾール	○	○	○	○

6　抗結核薬（表 21-7）

- 結核菌は空気感染のため、医療従事者の集団感染の報告もある感染症である。
- 結核菌を排菌している患者の治療にあたる医療従事者は N95 マスクを装着する。
- 2007 年 4 月に結核予防法は、感染症の予防及び感染症の患者に対する医療に関する法律に統合された。
- WHO は多剤併用療法を推奨している。

表 21-7 抗結核薬とその副作用

抗菌薬	薬物名	副作用
抗結核薬	リファンピシン	アナフィラキシーショック、肝障害（薬物代謝酵素誘導能あり）
	イソニアシド	肝障害
	カナマイシン	第8脳神経障害（聴力障害）
	エタンブトール	視力障害、肝障害

（奥平准之）

7 抗ウイルス薬の分類とその特徴

1）抗DNAウイルス薬
DNAをもつウイルスの感染症に対して使用する治療薬である。

（1）ヘルペスウイルス感染症治療薬
①アシクロビル（ゾビラックス®）
- 単純ヘルペスウイルス（Ⅰ、Ⅱ型）herpes simlex virus および帯状疱疹ウイルスに有効である。
- ウイルスのチミジンキナーゼにより活性型（リン酸化）となり、ウイルスのDNAポリメラーゼを阻害し、DNA合成を阻害する（図21-5）。
- 経口投与または点滴静脈内注射されるほか、口唇ヘルペスでは外用（軟膏）される。
- バラシクロビル塩酸塩はアシクロビルのプロドラッグである。

②ビダラビン（アラセナーA™）
- 単純ヘルペスウイルス（Ⅰ、Ⅱ型）および帯状疱疹ウイルスに有効である。
- 宿主細胞由来のチミジンキナーゼによって三リン酸化（Ara-ATP）され、ウイルスのDNAポリメラーゼを阻害し、DNA合成を阻害する（図21-5）。

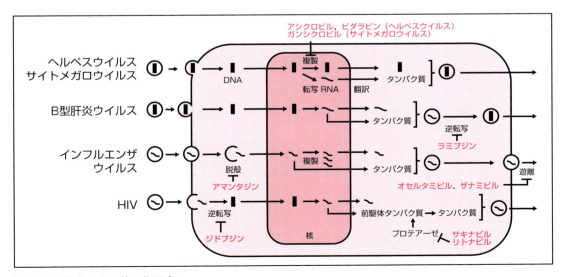

図 21-5 抗ウイルス薬の作用点

21 感染症に用いる薬物

- 点滴静脈内注射されるほか、口唇ヘルペスでは外用（軟膏）される。

③その他

- サイトメガロウイルス感染症治療薬のガンシクロビルは、アシクロビルと同様にDNAポリメラーゼを阻害する（図21-5）。
- B型肝炎治療薬のラミブジンは、B型肝炎ウイルス（HBV）のDNAポリメラーゼに対する競合的拮抗作用とDNA伸長停止作用を有する（図21-5）。

2）抗RNAウイルス薬

RNAをもつウイルスの感染症に対して使用する治療薬である。

（1）インフルエンザ治療薬

①アマンタジン塩酸塩

- A型インフルエンザウイルスに有効である。
- ウイルスのM2タンパク質に作用し、ウイルスの脱殻を阻害する（図21-5）。
- ドパミン作動性神経終末でドパミン遊離を促進することからパーキンソン症候群治療薬としても使用される。
- 副作用は、中枢神経症状（めまい、不眠、酩酊感、運動失調など）、口渇などである。

②オセルタミビルリン酸塩、ザナミビル水和物

- A型・B型インフルエンザウイルスに有効である。
- ウイルスのノイラミニダーゼ（neuraminidase）を阻害することで、増殖したウイルスの感染細胞からの遊離を抑制する（図21-5）。
- オセルタミビルリン酸塩はプロドラッグである。
- 副作用として、精神・神経症状（異常行動、意識障害、幻覚、妄想など）が現れることがある。
- 異常行動発現の恐れがあるため、10歳以上の未成年には原則として使用しない。
- 小児・未成年者に使用する場合、万が一の事故を防止するため、「小児・未成年者が一人にならないように配慮する」などの予防的な対応を、患者および家族に説明する必要がある。

（2）ヒト免疫不全ウイルス（HIV）感染症治療薬

①ジドブジン（アジドチミジン、AZT）

- ヌクレオシドアナログでHIVの逆転写酵素（RNA依存性DNAポリメラーゼ）を阻害する（図21-5）。
- 経口薬として用いられる。
- 副作用は、高頻度で造血器障害（顆粒球減少や貧血など）がある。

②サキナビルメシル酸塩、リトナビル

- ペプチド様合成基質アナログでHIVのプロテアーゼを阻害する（図21-5）。
- 副作用は、けいれん、錯乱、消化器系の症状（悪心、下痢など）、口渇などである。

（3）免疫強化薬

①インターフェロン

- ほとんどすべてのウイルスの増殖を非特異的に阻害する。
- 作用機序は、主にナチュラルキラー（NK）細胞の活性化による感染防御とウイルスのタンパク質合成阻害である。

- B 型・C 型肝炎などに対して注射投与される。
- 副作用は、インフルエンザ様症状（発熱，筋肉痛，全身倦怠感など），間質性肺炎などである。

（十川紀夫・今村泰弘）

練習問題

次の問いに○×で答えてみよう（解答は巻末）

1. β-ラクタム系抗菌薬は、細胞膜障害によって抗菌作用を発揮する。
2. 核酸合成を阻害し、殺菌的に働くのはニューキノロン系である。
3. 病原微生物の発育を抑える最小濃度のことを MIC という。
4. 濃度依存的に作用する抗菌薬は、テトラサイクリン系とマクロライド系である。
5. ストレプトマイシンは MRSA（Methicillin-resistant Staphylococcus aureus）に有効である。
6. マクロライド系とテトラサイクリン系は、クラミジアに有効である。
7. バンコマイシンは、偽膜性大腸炎の治療に用いられる。
8. クロラムフェニコールは、クラミジアに有効である。
9. エリスロマイシンは、カルシウム含有製剤との併用で薬効が減弱する。
10. ペニシリンは、マイコプラズマ肺炎に有効である。
11. テトラサイクリン系は、CYP3A4 酵素の阻害をする。
12. テトラサイクリンは、副作用としてエナメル質形成不全を起こす。
13. グリコペプチド系は、アミノグリコシド系との併用で腎毒性を誘導する。
14. ニューキノロン系は DNA ジャイレースを阻害して殺菌効果を発揮する。
15. アルベカシンは非ステロイド性抗炎症薬との併用でけいれんを誘発する。
16. ニューキノロン系は、光線過敏症の副作用を有する。
17. クロラムフェニコールは、再生不良性貧血の副作用を有する。
18. アンピシリンは、妊婦に投与可能な抗菌薬である。
19. リファンピシンは、真菌に有効な抗菌薬である。
20. 抗結核薬のカナマイシンは、副作用として造血器障害を誘発する。
21. イトラコナゾールは、CYP3A4 を阻害する抗真菌薬である。
22. アシクロビルはヘルペスウイルス感染症治療薬であり、そのプロドラッグはバラシクロビル塩酸塩である。
23. ビダラビンはチミジンキナーゼによりリン酸化され、ウイルスの RNA 合成を阻害するヘルペスウイルス感染症治療薬である。
24. A 型・B 型インフルエンザウイルスのノイラミニダーゼを阻害するオセルタミビルリン酸塩は、副作用として精神・神経症状がある。
25. インターフェロンは B 型・C 型肝炎などに対して経口投与され、副作用にはインフルエンザ様症状や間質性肺炎などがある。

22 悪性腫瘍に用いる薬物

> **この章のまとめ**
>
> ☐ 悪腫腫瘍薬はDNAへの作用、DNA合成を阻害、微小管機能の阻害、ホルモンへの作用、癌組織の標的分子に作用する薬物に分類される。
> ☐ 作用機序はDNA、細胞周期、代謝酵素、細胞表面抗原やホルモン受容体などに作用する。
> ☐ 適応症には、頭頸部癌、食道癌、乳癌、胃癌、骨肉腫、白血病、悪性リンパ腫などがある。
> ☐ 抗悪性腫瘍薬に対する悪性腫瘍細胞の薬物耐性には、細胞膜を通過してきた物質を排除するメカニズムがある。

1 悪性腫瘍薬の分類

1）DNAに作用し障害を与える薬物
- 白金製剤：シスプラチン
- アルキル化薬：シクロホスファミド水和物
- 抗生物質抗癌剤：ブレオマイシン塩酸塩、マイトマイシンC

2）DNA合成を阻害する薬物（代謝拮抗薬）
- 葉酸代謝拮抗薬：メトトレキサート
- プリン代謝拮抗薬：メルカプトプリン水和物
- ピリミジン代謝拮抗薬：フルオロウラシル（5-FU）🈑、テガフール

3）微小管機能を阻害する薬物
- タキサン類：パクリタキセル🈑、ドセタキセル🈑
- ビンアルカロイド類：ビンクリスチン硫酸塩

4）ホルモンに作用する薬物
- 抗アンドロゲン薬：フルタミド
- 抗エストロゲン薬：タモキシフェンクエン酸塩

5）癌組織標的分子に特異的に作用する薬物（分子標的治療薬）
- 低分子化合物：イマチニブメシル酸塩
- モノクロナール抗体：セツキシマブ（遺伝子組換え）

2 作用機序

1）DNAに作用し障害を与える薬物

（1）シスプラチン

DNAに結合後、鎖間に架橋を形成し DNA合成を阻害 する。

◎副作用：骨髄抑制、急性腎不全、難聴、消化管出血、口内炎

（2）シクロホスファミド水和物

アルキル化しDNA鎖間で架橋を形成し DNA複製を抑制 する。

◎副作用：骨髄抑制、胃腸出血、間質性肺炎、味覚異常、口渇、潰瘍性口内炎

（3）ブレオマイシン塩酸塩

DNA合成阻害 (G_2期とM期に感受性が高く) および DNA切断作用

◎副作用：間質性肺炎、肺線維症、口内炎、口角炎

（4）マイトマイシンC

G1期からS期に感受性が高く、DNAと結合後二重鎖DNAへの架橋形成し DNA複製を阻害 する。

◎副作用：間質性肺炎、肺線維症、口内炎

2）DNA合成を阻害する薬物（代謝拮抗薬）

（1）メトトレキサート

ジヒドロ葉酸還元酵素(DHFR)の働きを阻止し 細胞増殖を抑制 する。

◎副作用：骨髄抑制、肝不全、肺線維症、口内炎

（2）メルカプトプリン水和物

イノシン酸のチオ同族であるチオイノシン酸（TIMP）に変換され、アデニン、グアニン、リボ核酸の 生合成を阻害 する。

◎副作用：骨髄抑制、肝障害、潰瘍性口内炎

（3）フルオロウラシル（5-FU）

チミジル酸合成酵素を抑制し DNA合成を阻害 （またRNAにも組み込まれリボソームRNAの形成を阻害）する。

◎副作用：間質性肺炎、肝機能障害、消化性潰瘍、重篤な口内炎

（4）テガフール（プロドラッグ）

代謝を受けフルオロウラシルへと変換され 抗腫瘍作用 を現す。

◎副作用：肝硬変、間質性肺炎、重篤な口内炎

3）微小管機能を阻害する薬物

（1）パクリタキセル

紡錘体の機能を障害し 細胞分裂を阻害 する。

◎副作用：肝機能障害、過敏症、口内炎、歯肉炎、口唇炎

（2）ドセタキセル

チュブリンの重合の促進と脱重合の抑制により、細胞分裂が障害 される。

◎副作用：骨髄抑制、間質性肺炎、口内炎、口内乾燥

（3）ビンクリスチン硫酸塩

紡錘体の機能を障害し細胞分裂を阻害する。

◎副作用：骨髄抑制、肝機能障害、口内炎

4）ホルモンに作用する薬物

（1）フルタミド

前立腺癌組織のアンドロゲン受容体へのアンドロゲン結合を阻害する。

◎副作用：肝障害、間質性肺炎、口渇

（2）タモキシフェンクエン酸塩

エストロゲン受容体に対して、エストロゲンと競合的に結合し抗乳癌作用を現す。

◎副作用：血栓塞栓症、肝機能異常

5）癌組織標的分子に特異的に作用する薬物（分子標的治療薬）

（1）イマチニブメシル酸塩

慢性骨髄性白血病の病因であるBcr-Ablチロシンキナーゼを選択的に阻害する。

◎副作用：骨髄抑制、肝機能障害、味覚異常、口内炎、歯周炎

（2）セツキシマブ（遺伝子組換え）

腫瘍細胞のEGFRを介したシグナル伝達系を阻害し抗腫瘍作用を現す。

◎副作用：間質性肺疾患、重度の皮膚症状、口内炎、口唇炎

3 適応症

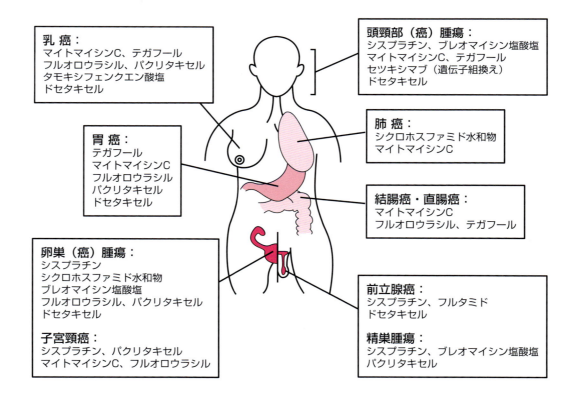

> **急性リンパ性白血病**：ビンクリスチン硫酸塩
> **慢性リンパ性白血病**：メトトレキサート
> **慢性骨髄性白血病**：マイトマイシンC、メトトレキサート、イマチニブメシル酸塩
> 　　　　　　　　　　　メルカプトプリン水和物
> **悪性リンパ腫**：シクロホスファミド水和物、ブレオマイシン塩酸塩、ビンクリスチン硫酸塩

4 耐性

腫瘍細胞の化学療法に対する薬物耐性のメカニズム

（1）細胞表面糖タンパク質（P糖タンパク質）の正常な遺伝子（MDR1遺伝子）発現の増加。：薬物など細胞膜を通過してきた化学物質を排除する。

（筒井健夫）

練習問題

次の問いに◯×で答えてみよう（解答は巻末）

1. 抗悪性腫瘍薬にはDNA合成や微小管機能を阻害する薬物がある。
2. DNAに作用し障害を与える抗悪性腫瘍薬にはシスプラチンやシクロホスファミド水和物などがある。
3. 微小管機能を阻害する抗悪性腫瘍薬にはメトトレキサートやフルオロウラシルなどがある。
4. イマチニブメシル酸塩やセツキシマブは分子標的治療薬である。
5. ブレオマイシン塩酸塩にはDNA合成阻害とDNA切断作用がある。
6. マイトマイシンCは紡錘体の機能を障害し細胞分裂を阻害する。
7. フルオロウラシルはジヒドロ葉酸還元酵素（DHFR）の働きを阻止し細胞増殖を抑制する。
8. タモキシフェンクエン酸塩はアンドロゲン受容体へのアンドロゲンの結合を阻害する。
9. セツキシマブはEGFRを介したシグナル伝達系を阻害し抗腫瘍作用を現す。
10. ブレオマイシン塩酸塩やセツキシマブの適応症には頭頸部癌がある。
11. タモキシフェンクエン酸塩の適応症には乳癌がある。
12. フルオロウラシルやテガフールの適応症には胃癌がある。
13. タモキシフェンクエン酸塩の適応症には頭頸部癌がある。
14. シスプラチンやパクリタキセルの適応症には子宮頸癌がある。
15. ビンクリスチン硫酸塩の適応症には急性リンパ性白血病がある。
16. 細胞膜を通過してきた薬物を排除する薬物耐性メカニズムにMDR1遺伝子の発現増加がある。

23 緊急時に用いる薬物

> **この章のまとめ**
> - ☐ 緊急時に用いる薬物を理解するためには、偶発症の発症時に生体内で何が起きているかを理解することが重要である。
> - ☐ 血管迷走神経反射は副交感神経が優位な状態であるため、徐脈に対して抗コリン薬（アトロピン硫酸塩水和物）を使用する。
> - ☐ アナフィラキシーショックはヒスタミンの作用による症状が現れる。血圧低下や気管支収縮に対応するため、第一選択薬はアドレナリンである。
> - ☐ 心停止時には昇圧薬（アドレナリンなど）を使用する。
> - ☐ 術中高血圧に対してはカルシウム拮抗薬を使用する。
> - ☐ 心室性期外収縮にはリドカイン塩酸塩、上室性頻拍に対してはβ遮断薬あるいはカルシウム拮抗薬、徐脈性不整脈にはアトロピン硫酸塩水和物を使用する。
> - ☐ 狭心症発作時には硝酸薬（ニトログリセリン）を舌下投与する。
> - ☐ 過換気症候群および局所麻酔薬中毒（初期）にはジアゼパムを使用する。
> - ☐ 気管支喘息発作時には副腎皮質ステロイド薬あるいは気管支拡張薬を使用する。
> - ☐ 脳梗塞・心筋梗塞発作時には血栓溶解薬（プラスミノーゲンアクチベーター）を使用する。

緊急時に用いられる薬物について
- 通常、薬物を使用して疾患を治療する場合にはその疾患の病態生理（疾患時に生体内で生じた変化）を理解することが重要であり、その生体の変化に応じて薬物を選択する。
- 緊急時に用いられる薬物はそれに加え、生命の危機を救うという観点から病態生理から考えられるものとは異なる薬物を第一選択薬として使用する場合がある（アナフィラキシーショックなど）。

1 循環器系の偶発症に作用する薬物

1）血管迷走神経反射

- 精神的ストレス（不安、恐怖、緊張など）および身体的ストレス（痛みなど）が原因となって生じ、反射的に迷走神経（の副交感神経線維）が興奮する。同時に交感神経が抑制される。
- その結果、アセチルコリンのムスカリン様作用が現れ、心機能が低下し、血圧低下、心拍数

- の低下（徐脈）などの症状があらわれる。
  - 徐脈を改善するために、副交感神経遮断薬である**抗コリン薬**（アトロピン硫酸塩水和物など）を注射する。

2）アナフィラキシーショック（anaphylactic shock）
- さまざまな薬物によって生じる抗原抗体反応（Ⅰ型アレルギー）であり、ヒスタミンの H_1 作用によって血管拡張、血管透過性亢進、気管支収縮などが生じる。
- その結果、血圧低下、（代償的）頻脈、蕁麻疹、浮腫、呼吸困難などの症状が現れる。
- 血圧低下を改善するため、**アドレナリン**を第一選択薬として注射する（筋肉内注射）。アドレナリンの α_1 作用（血管収縮作用）および β_1 作用（心機能亢進作用）によって血圧が上昇する。また、β_2 作用によって気管支が拡張する。
- 蕁麻疹、浮腫、呼吸困難を改善するために抗ヒスタミン薬、副腎皮質ステロイド薬を使用する。

3）血圧低下および心停止
- 昇圧薬としてアドレナリン、ノルアドレナリン、ドパミン塩酸塩を注射する。

4）術中高血圧
- カルシウム拮抗薬によって血管を拡張させ、血圧を低下させる。
- ニフェジピンは経口投与、ニカルジピン塩酸塩は静脈内注射で使用する。血圧のコントロールが難しいため、カルシウム拮抗薬を舌下投与してはいけない。

5）不整脈
- **心室性期外収縮**に対してリドカイン塩酸塩を使用する。
- **上室性頻拍**に対しては β 遮断薬（プロプラノロール塩酸塩）あるいはカルシウム拮抗薬（ベラパミル塩酸塩）を使用する。
- 徐脈性不整脈に対してはアトロピン硫酸塩水和物を使用する。

6）狭心症発作
- 心筋の酸素消費量が供給量を超えることで狭心症発作が生じる。
- 症状を軽減させるために、心臓にかかる負荷を軽減させ、かつ、酸素供給量を増加させる。
- ニトログリセリンを投与すると全身の血管が拡張するために静脈還流量が減少する。それによって心臓にかかる負荷（前負荷）が減少して症状が改善する。同時に、冠動脈が拡張することで酸素供給量が増加する。
- ニトログリセリンは**初回通過効果**（first-pass effect）が大きく経口投与しても効果がないため、舌下投与で使用する。
- ニトログリセリンを使用しても効果がみられない場合には心筋梗塞を疑う。

7）脳梗塞発作および心筋梗塞発作
- 血栓を溶解させるためにプラスミノーゲンアクチベーターを使用する。それによって生成されたプラスミンがフィブリン塊を分解する。
- 心筋梗塞の病巣拡大を防ぐために応急措置としてモルヒネ塩酸塩水和物、酸素、硝酸薬、アスピリンを組み合わせて使用する（これらの薬物の頭文字を取って MONA と呼ばれる）。

2 呼吸器系の偶発症に作用する薬物

1）過換気症候群
- 精神的ストレス（不安、恐怖、緊張など）によって発症するが、発症機序は不明である。若い女性に比較的多い。
- 過呼吸発作により血液中の炭酸ガス分圧（$PaCO_2$）が低下して呼吸性アルカローシスとなる。それによって血漿中のカルシウムイオンが減少してテタニーや筋硬直（助産婦の手といわれる症状）を起こす。
- 不安、恐怖心を除去するために説得・対話を行い、抗不安薬としてジアゼパムを静脈内注射する。また、$PaCO_2$ を増加させるため呼気再吸入を行なう。

2）気管支喘息
- 気管支喘息はⅠ型アレルギーが関与しており、気管支の慢性炎症と考えられている。
- 気管支喘息の症状を改善するために、抗炎症薬、気管支拡張薬を使用する。
- 抗炎症薬としてステロイド性抗炎症薬（副腎皮質ステロイド薬：プレドニゾロン、ヒドロコルチゾンなど）を使用する。吸入、あるいは症状が重い場合には経口投与あるいは、静脈内注射で使用する。
- 気管支拡張薬として $β_2$ 作用薬（サルブタモール硫酸塩など）あるいはキサンチン誘導体（テオフィリンやアミノフィリン水和物）を使用する。
- 気管支喘息患者に対して、酸性非ステロイド性抗炎症薬、非選択性 $β$ 遮断薬（プロプラノロール塩酸塩）、モルヒネ類、バルビツール酸誘導体を使用すると気管支が収縮するため症状が悪化する。

3）呼吸抑制
- ベンゾジアゼピン類（ジアゼパムなど）および麻薬性鎮痛薬（モルヒネ類）は呼吸抑制を起こしやすい。
- ベンゾジアゼピン類による呼吸抑制に対しては拮抗薬であるフルマゼニルを、麻薬性鎮痛薬による呼吸抑制に対してはオピオイド受容体の拮抗薬であるナロキソン塩酸塩を使用する。

3 血液系の偶発症に作用する薬物

1）メトヘモグロビン血症
- 局所麻酔薬のプロピトカイン（プリロカイン）の使用によって生じやすい。
- ヘモグロビンが酸化されて酸素運搬能のないメトヘモグロビンが生成されるためチアノーゼ cyanosis を起こす。
- メチレンブルーあるいはビタミンC（アスコルビン酸）を投与することでメトヘモグロビンを還元してヘモグロビンに戻し、症状を改善する。

4 中枢神経系の偶発症に作用する薬物

1）局所麻酔薬中毒

- 局所麻酔薬の過量投与および血管内注入によって生じる。局所麻酔薬は血液脳関門（blood-brain barrier）を通過して中枢神経を抑制する。
- 初期症状は中枢神経系の興奮（抑制系の抑制による見かけの興奮）によるものであり、不安、興奮、血圧上昇、頻脈、けいれんなどの症状が現れる。
- 末期症状は中枢神経系の抑制によるものであり、意識喪失、血圧低下、徐脈、呼吸停止、心停止などの症状が現れる。
- 初期症状（興奮が激しい場合やけいれんが生じた場合）に対してはジアゼパムを使用して中枢神経を抑制する。
- 末期症状（血圧の低下）に対しては昇圧薬としてアドレナリン、ノルアドレナリン、ドパミン塩酸塩などを使用する。徐脈に対してはアトロピン硫酸塩水和物を使用する。

2）けいれん

- 抗けいれん薬としてフェニトインあるいはバルビツール酸誘導体（フェノバルビタール）、ベンゾジアゼピン類（ジアゼパム）を使用する。

表 23-1 偶発症とその治療薬

偶発症	薬物
血管迷走神経反射	抗コリン薬（アトロピン硫酸塩水和物）
アナフィラキシーショック	アドレナリン（第一選択薬） 副腎皮質ステロイド薬、抗ヒスタミン薬
心停止	昇圧薬（アドレナリン、ノルアドレナリン、ドパミン塩酸塩）
術中高血圧	カルシウム拮抗薬（ニフェジピン、ニカルジピン塩酸塩）
不整脈	リドカイン塩酸塩、プロプラノロール塩酸塩、ベラパミル塩酸塩
狭心症発作	硝酸薬（ニトログリセリン、硝酸イソソルビド）
脳梗塞・心筋梗塞発作	プラスミノーゲンアクチベーター MONA（モルヒネ塩酸塩水和物、酸素、硝酸薬、アスピリン）
過換気症候群	ベンゾジアゼピン類（ジアゼパム）、呼気再吸入 副腎皮質ステロイド薬
気管支喘息発作	気管支拡張薬（β_2作用薬、キサンチン誘導体）
呼吸抑制	ナロキソン塩酸塩（麻薬性鎮痛薬によるもの） フルマゼニル（ベンゾジアゼピン類によるもの）
局所麻酔薬中毒	（初期）ジアゼパム （末期）昇圧薬、アトロピン塩酸塩水和物
メトヘモグロビン血症	メチレンブルー、ビタミンC（アスコルビン酸）
けいれん発作	フェニトイン ベンゾジアゼピン類、バルビツール酸誘導体

（十川紀夫・荒　敏昭）

23 緊急時に用いる薬物

練習問題

次の問いに○×で答えてみよう（解答は巻末）

1. 心停止時にはアドレナリンを注射する。
2. 血管迷走神経反射の症状に関与するのはアセチルコリンである。
3. 血管迷走神経反射における徐脈を改善するためにアトロピン硫酸塩水和物を使用する。
4. アナフィラキシーショックの症状に関与するのはアセチルコリンである。
5. アナフィラキシーショックの第一選択薬はアドレナリンである。
6. 術中に血圧が上昇した場合にはアセチルコリン塩化物を使用する。
7. ニフェジピンは舌下投与で使用する。
8. 心室性期外収縮に対してリドカイン塩酸塩を使用する。
9. 狭心症発作の症状を改善するためにニトログリセリンを使用する。
10. ニトログリセリンは経口投与で使用する。
11. 脳梗塞や心筋梗塞の発作時にアスピリンを単独で使用する。
12. 過換気症候群では血中の二酸化炭素濃度が低下する。
13. 過換気症候群に対してジアゼパムを静脈内注射する。
14. 気管支喘息の発作を改善するためにステロイド性抗炎症薬を吸入で使用する。
15. 気管支喘息の発作を改善するためにβ遮断薬を投与する。
16. 気管支喘息の発作予防にアスピリンを使用する。
17. 麻薬性鎮痛薬による呼吸抑制にナロキソン塩酸塩を使用する。
18. 局所麻酔薬中毒の初期症状に対してジアゼパムを使用する。
19. 局所麻酔薬中毒の末期症状に対してニフェジピンを使用する。
20. プロピトカイン（プリロカイン）によるメトヘモグロビン血症に対してメチレンブルーを使用する。

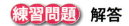 **解答**

01　薬物療法と医療における薬物
1.○　2.○　3.×：原因療法　4.×：原因療法　5.○　6.×：補充療法　7.×：対症療法　8.○　9.○　10.○　11.×：白地に赤枠、赤字　12.○　13.○　14.×：麻薬および向精神薬取締法　15.○　16.×：第1相試験　17.○　18.○　19.×：記載しなくてよい　20.○

02　薬理学と薬理作用
1.○　2.×：生体の薬物に対する働きかけを調べるのは薬物動態学である　3.○　4.○　5.×：中枢抑制作用　6.○　7.×：抑制作用　8.○　9.○　10.×：局所作用　11.○　12.○　13.×：直接作用　14.×：中枢作用　15.○　16.○　17.×：治療量は最小有効量と最小中毒量の間　18.○　19.×：小さい　20.○　21.○　22.×：安全域はLD$_{50}$/ED$_{50}$　23.○　24.○　25.○

03　薬物の作用機序
1.○　2.○　3.○　4.○　5.×：選択作用　6.○　7.○　8.○　9.○　10.○　11.×：7回膜貫通型　12.×：情報伝達系は、アデニレートシクラーゼ（AC）を活性化する系、抑制する系、ホスホリパーゼC（PLC）を活性化する系がある　13.○　14.×：βブロッカーは、気管支喘息患者には禁忌である　15.○　16.×：亢進する　17.○　18.○　19.○　20.○　21.×：ブロッカーである　22.○　23.○　24.×：抑制する　25.○

04　薬物の適用方法
1.○　2.×：全身作用　3.○　4.×：局所作用　5.○　6.×：局所作用　7.○　8.×：初回通過効果を受ける　9.○　10.×：吸収速度が遅いため、緊急時には適さない　11.×：ヘパリンは消化管から吸収されにくく、インスリンは消化管で不安定であるため、これらの薬物は経口投与には不適である　12.×：影響を受けやすい　13.○　14.○　15.○　16.○　17.×：筋肉注射より経口投与のほうが長い　18.○　19.×：口腔粘膜適用（舌下投与）　20.○　21.○　22.○

05　薬物の体内動態
1.×：ADMEは、吸収、分布、代謝、排泄を指す　2.×：極性をもたない薬物が受動拡散によって消化管から吸収される　3.×：酸性の薬物が胃で吸収される　4.×：薬物トランスポーターは薬物を能動的に膜透過させる　5.○　6.×：極性の高い薬物は脳へ移行しにくい　7.×：塩基性の薬物がα$_1$糖タンパク質と結合する　8.×：遊離型薬物は組織への分布が速い　9.○：プロドラッグの目的には副作用の低減や消化管からの吸収促進などがある　10.×：シトクロムP-450は薬物を酸化もしくは還元する酵素である　11.×：シトクロムP-450はミクロソーム分画（主に小胞体）に貯蔵されている　12.×：遊離型の薬物が糸球体で濾過される　13.○　14.×：経口投与による血漿薬物濃度は投与後数時間で最大となる　15.○　16.×：生体利用率には消化管からの吸収効率や初回通過効果が影響する　17.×：生体利用率は血漿濃度曲線下面積から求めることが出来る　18.×：初回通過効果は消化管や肝臓における薬物の代謝によって生じる　19.○　20.×：口腔内や直腸下部で吸収された薬物は初回通過効果を受けない

06　影響を与える因子
1.×：小児は成人に比べて薬物の代謝および排泄機能が低い　2.×：一般に小児に対する薬物投与量の算出には、年齢を基準としたハルナックの表が用いられる　3.○　4.×：薬物による胎児の催奇形性のリスクは妊娠4〜15週目が高い　5.○　6.×：腎機能障害では血中薬物濃度が上昇する　7.×：プラセボ効果は薬理学的根拠に基づいた反応ではなく、心因性の反応である　8.○　9.○　10.×：薬物の連用により依存が生じる　11.×：耐性が形成された場合、投与量を増やすことで初期と同等の薬効を得ることができる　12.○　13.×：薬物の吸収速度よりも代謝や排泄が遅い薬物ほど蓄積しやすい　14.×：局所麻酔におけるリドカインとアドレナリンの併用は相乗作用（または協力作用）をもたらす

07　薬物の副作用、有害作用、中毒および相互作用
1.×：主作用　2.○　3.×：後天的　4.○　5.○　6.○　7.○　8.×：起こしやすい　9.○　10.○　11.×：起こしやすい　12.○　13.○　14.○　15.○　16.○　17.×：出血が起こることがある　18.×：低血糖になりショックを起こすことがある　19.×：吸収が悪くなる　20.○　21.○　22.×：作用が増強される

08　自律神経系に作用する薬物
1.×：神経伝達物質はノルアドレナリンである　2.×：アドレナリンはβ$_2$受容体を介する血管拡張作用のため血圧上昇作用が弱い　3.×：ノルアドレナリンにはβ$_2$作用が無いので冠血管を拡張しない　4.○　5.×：β受容体刺激は血糖値を上昇させる　6.○　7.○　8.×：α$_2$受容体は交感神経終末で神経活動を抑制する　9.○　10.○　11.×：コリンエステラーゼに結合してア

練習問題 解答

セチルコリンの分解を阻害する　12. ×：アセチルコリンの分解を抑制して副交感神経の作用を増強する　13. ○　14. ○　15. ○　16. ×：β_1 受容体のアンタゴニストなので心機能を抑制する　17. ×：ムスカリン受容体を活性化して唾液分泌を促進する　18. ×：α_1 受容体の活性化によって血圧を上昇させる　19. ○　20. ○

09　中枢神経系に作用する薬
1. ○　2. ○　3. ○　4. ×：GABA の作用を増強する　5. ○　6. ○　7. ×：ベンゾジアゼピン骨格を持たない非ベンゾジアゼピン系催眠薬である　8. ○　9. ×：フェノバルビタールを生じる　10. ○　11. ○　12. ×：ドパミン代謝を阻害　13. ○　14. ×：陽性症状を改善　15. ×：α_1 受容体遮断作用により、アドレナリンの β 受容体刺激作用が優位となり血圧低下が現れる（血圧変転）　16. ○　17. ×：カテコールアミンの再取り込み阻害作用により、アドレナリン作動性神経刺激作用を増強し血圧上昇を引き起こす　18. ○　19. ○　20. ×：炭酸リチウム

10　呼吸器系に作用する薬物
1. ○　2. ×：喘息予防（長期管理、維持）にも使う　3. ○　4. ×：β_1 受容体　5. ×：ホスホリパーゼ C の抑制を介して細胞内 Ca^{2+} 濃度を低下させることによる　6. ○　7. ×直接的な気管支拡張作用はない。ケミカルメディエーター抑制による間接作用がある　8. ○　9. ×：全身への副作用を防ぐために局所投与（吸入）を行う。吸入は口腔カンジダ症を起こしやすい　10. ×：経口投与から吸入へ切り替えるときに起きやすい　11. ○　12. ×：オピオイド受容体　13. ×：禁忌である　14. ×：麻薬性鎮咳薬は薬物依存を起こす

11　循環器に作用する薬物
1. ○　2. ○　3. ×：プロプラノロールなどの非選択的 β 受容体拮抗薬は禁忌　4. ×：Na^+–K^+ ポンプ　5. ○　6. ×：心室性不整脈に用いられる　7. ○　8. ×：β 受容体拮抗薬（クラス II）を使用する　9. ×：受けやすい　10. ○　11. ○　12. ×：酸素需要の低下あるいは酸素供給の増加をもたらす　13. ×：心不全には使わない

12　腎臓に作用する薬物
1. ○　2. ×：遠位尿細管の Na^+–Cl^- 共輸送体である　3. ○　4. ×：ループ利尿薬とアミノグリコシド系抗菌薬の併用　5. ×：トリアムテレンは K^+ 排泄量を減少させる　6. ○　7. ○　8. ×：上皮 Na^+ チャネルの阻害薬である

13　消化器系に作用する薬物
1. ○　2. ×：ガストリンは、壁細胞の胃酸分泌と ECL 細胞のヒスタミン分泌を促進する。抗ガストリン薬は消化性潰瘍の治療に用いられる　3. ○　4. ×：不活性型のペプシノゲンは酸性下で活性型のペプシンに変換される。pH が上昇すると活性化が阻害される（図参照）　5. ×：PGE_2 は受容体を介して粘液・重炭酸イオン分泌の促進、粘膜血流の増加、胃酸分泌の抑制を通じて、胃粘膜を保護する。PGE_2 誘導体は消化性潰瘍治療に用いられる　6. ○　7. ×：ヒスタミンは H_1 受容体ではなく、H_2 受容体を介して胃酸分泌を促進するので消化性潰瘍の治療では H_2 受容体を遮断する　8. ×：炭酸水素ナトリウム、水酸化マグネシウム、水酸化アルミニウムゲルなどの制酸薬は、テトラサイクリン系およびニューキノロン系抗菌薬と不溶性の塩やキレートを形成して、吸収を阻害する　9. ○　10. ○　11. ×：抗コリン薬のブチルスコポラミン臭化物は非選択的にムスカリン受容体を遮断するので、胃酸分泌と消化管運動を共に抑制する。鎮痙薬として使用されるが、抗コリン作用による副作用も多い　12. ○　13. ○　14. ○　15. ○

14　代謝系に作用する薬物
1. ×：インスリンは主に皮下注射される　2. ×：SU 薬は膵 β 細胞の SU 受容体に結合して ATP 感受性 K^+ チャネルを閉じることでインスリン分泌を促進する　3. ○　4. ○　5. ×：コレステロール生合成を抑制する　6. ○　7. ×：アロプリノールは尿酸の生合成を抑制する　8. ○　9. ○　10. ×：ビタミン D と副甲状腺ホルモンは血中カルシウム濃度を上昇させる　11. ○　12. ×：ビスホスホネートは破骨細胞に作用し、骨吸収を阻害することで骨量の低下を抑制する　13. ○　14. ○　15. ○　16. ×：副甲状腺ホルモン薬は間欠的投与により骨新生を誘発する　17. ○

15　免疫系に作用する薬物
1. ○　2. ○　3. ×：タクロリムスは FKBP に結合して作用を現す　4. ○　5. ×：シクロホスファミドは DNA 複製を阻害する　6. ○　7. ○　8. ×：IFN や IL-2 は T 細胞や NK 細胞に作用して細胞傷害活性を増強する　9. ×：ピシバニールは溶連菌の菌体製剤、クレスチンはカワラタケ由来成分である　10. ○

16　麻酔に用いる薬物
1. ×：揮発性麻酔薬は常温常圧で液体である　2. ×：血液／ガス分配係数の小さな麻酔薬ほど麻酔導入が速い　3. ×：0.47 である　4. ×：50%の個体が体動を示さない　5. ×：亜酸化窒素の MAC は 105%、ハロタンの MAC は 0.75%　6. ×：MAC の値

が小さいほど麻酔作用は強い　7.○　8.×：静脈麻酔薬→吸入麻酔薬　9.×：プロポフォール→ケタミン　10.○　11.○　12.×：プロポフォール→チオペンタール、チアミラール　13.○　14.○　15.○　16.×：ナトリウムイオンチャネル　17.○　18.×：イオン型→非イオン型、促進拡散→受動拡散　19.○　20.×：エステル型→アミド型　21.×：pHは低く、効きにくい　22.×：ムスカリン型→ニコチン型　23.○　24.×：スキサメトニウムに拮抗薬はない　25.○

17　消毒に用いる薬物
1.×：水道水でも良い　2.○　3.×：121℃　4.○　5.×：20℃以上で　6.×：流水による洗浄を行う　7.×：創部周囲を圧迫して血液を絞り出す　8.○　9.○　10.×：エタノールよりも次亜塩素酸ナトリウムやグルタラールの方が有効である　11.×：腐食作用は強い　12.×：次亜塩素酸ナトリウムは、金属腐食作用が強いので、ベンザルコニウム塩化物を選ぶ　13.×：影響を及ぼす　14.○　15.×：効果がなくなる　16.○　17.○　18.×：抗菌スペクトルは狭い

18　血液系に作用する薬物
1.○　2.×：促進する　3.×：第Ⅳ因子はカルシウムイオンである　4.×：vWFには番号はつけられていない。Ⅵは欠番である　5.○　6.×：カルシウムイオン　7.○　8.×：第Ⅷ因子　9.×：局所投与　10.○　11.○　12.×：シクロオキシゲナーゼ　13.×：アセチル化　14.○　15.○　16.○　17.×：減弱する

19　痛みに用いる薬物
1.○　2.×：アゴニスト　3.○　4.×：アゴニスト　5.○　6.○　7.○　8.○　9.○　10.×：減弱させる　11.×：ナロキソン　12.×：トラマドール　13.×：低下させる　14.×：抗炎症作用は示さない　15.○

20　炎症に用いる薬物
1.×：抗炎症薬は対症療法である　2.×：副腎皮質ホルモンはステロイド性抗炎症薬に分類される　3.○　4.○　5.×：ステロイドを長期投与すると副腎が萎縮する　6.×：非ステロイド性抗炎症薬はシクロオキシゲナーゼを阻害してプロスタグランジン類の産生を抑制する　7.○　8.×：プロスタグランジンPGE₂などは消化管粘膜の保護作用があるので、酸性NSAIDsによって消化管障害が悪化する　9.×：インフルエンザの小児にアスピリンなどのNSAIDsを使用すると、ライ症候群を起こすことがある　10.×：ワルファリンの血中非結合型（遊離型）が増加し抗凝固作用が増強するため、出血傾向が高まる　11.×：ニューキノロン系抗菌薬によるGABA受容体拮抗作用が酸性NSAIDsで増強されるためGABAの中枢神経系に対する抑制作用が減少するので、けいれんを起こす　12.○　13.○

21　感染症に用いる薬物
1.×：細胞壁　2.○　3.○　4.×：時間依存的　5.×：アルベカシンとバンコマイシン　6.○　7.○　8.×：マクロライド系、テトラサイクリン系　9.×：シプロフロキサシン　10.×：マクロライド系、テトラサイクリン系　11.×：マクロライド系　12.○　13.○　14.○　15.×：シプロフロキサシン　16.○　17.○　18.○　19.×：結核菌　20.×：脳神経障害　21.○　22.○　23.×：DNA合成を阻害する　24.○　25.×：注射投与する

22　悪性腫瘍に用いる薬物
1.○　2.○　3.×：パクリタキセル、ドセタキセル、ビンクリスチン硫酸塩がある　4.○　5.○　6.×：DNA複製を阻害する　7.×：チミジル酸合成酵素を抑制しDNA合成を阻害する　8.×：エストロゲンと競合的に結合し抗乳癌作用を現す　9.○　10.○　11.○　12.○　13.×：適応症は乳癌である　14.○　15.○　16.○

23　緊急時に用いる薬物
1.○　2.○　3.○　4.×：ヒスタミンである　5.○　6.×：ニフェジピンなどのカルシウム拮抗薬を投与する　7.×：経口投与　8.○　9.○　10.×：ニトログリセリンは舌下投与で使用する。初回通過効果の影響が大きいため経口投与しても効果がない　11.×：発作時にはプラスミノーゲンアクチベーターを投与する。アスピリンを使用する場合にはモルヒネ、酸素、硝酸薬と併用する　12.○　13.○　14.○　15.×：サルブタモールなどのβ₂作用薬を投与する。β遮断薬は気管支喘息を悪化させる　16.×：発作予防にはステロイド性抗炎症薬を使用する。酸性非ステロイド性抗炎症薬であるアスピリンは気管支喘息を悪化させる　17.○　18.○　19.×：局所麻酔薬中毒の末期症状では血圧が低下するため、昇圧薬アドレナリンを投与する　20.○

索引

数字・記号

1MAC（Minimum Alveolar Concentration） 91
5-FU 134,135
50％致死量 13
50％有効量 13
Ⅰ型アレルギー（反応） 40,124,139,140
Ⅱ型アレルギー反応 40
Ⅲ型アレルギー反応 41
Ⅳ型アレルギー反応 41
$α_1$ 受容体 49
$α_2$ 受容体 49
$β_1$ 受容体 49
$β_2$ 作用薬 66.140
$β_2$ 受容体 49
$β$ - ラクタム系 129
$γ$ - シクロデキストリン誘導体 98
$δ$ （デルタ）受容体 113
$κ$ （カッパ）受容体 113
$μ$ （ミュー）受容体 113

欧文

agonist 16
antagonist 16
Augsberger 33
AZT 132
A $δ$ 線維 94
blood-brain barrier 141
B 型肝炎ウイルス 102
Ca^{2+} チャネル 69,73
Cl^- チャネル 58,59
COX 116
C 型肝炎ウイルス 102,103
C 線維 94
DDS 27
DHFR 135
dose-response curve 13
ED_{50} 13
Effective Dose 13
$GABA_A$ 受容体 17,58,93
GCP 8
GLP 7
Good Clinical Practice 8
Good Laboratory Practice 7
Gs ファミリー 17
G タンパク質共役型受容体 17
H_2 ブロッカー 78
HIV の消毒 103
LD_{50} 13
Lethal Dose 13
MAO 阻害薬 44
Na^+ チャネル 72
Na^+–K^+ ポンプ 71
NLA（Neuroleptanalgesia） 115
NMDA 受容体 93
PGE_2 78
P 糖タンパク質 23,31,137
Reye（ライ）症候群 124
safety margin 14
TDM 14,71,87
tharapeutic index 14
Therapeutic Drug Monitoring 14
von Harnack 33

和文

ア

アウグスベルガー 33
アゴニスト 16
亜酸化窒素 91
アシクロビル 131
アジスロマイシン水和物 129
アジドチミジン 132
アスピリン 109,123
アスピリン喘息 67,123
アセチルコリン塩化物 54,97
アセチルコリンエステラーゼを阻害 98
アセチル抱合 30
アセトアミノフェン 117,123
アテノロール 51,70
アドレナリン 44,50,66,96,139
アドレナリン受容薬 48
アトロピン硫酸塩水和物 54,98
アナフィラキシー型 40
アナフィラキシーショック 40,129,139
アマンタジン塩酸塩 132
アミカシン硫酸塩 129
アミド結合 95
アミノ安息香酸エチル 95
アミノグリコシド系（抗菌薬） 42,126,129
アミノ酸抱合 30
アミノフィリン 67
アムホテリシン B 130
アルキル化薬 134
アルコール 102
アルベカシン硫酸塩 129
アンジオテンシン変換酵素 21,69
アンジオテンシンⅡ（AT_1）受容体 19
アンジオテンシンⅡ受容体拮抗薬 69
安全域 14
アンタゴニスト 16

索引

アンピシリン水和物　129

イ
イオン型　29,94
イオンチャネル　20
イオンチャネル内蔵型受容体　16
イソニアシド　131
イソフルラン　91
イソプレナリン塩酸塩　50
依存（性）　37,59,114
一次作用　12
一過性作用　12
一般作用　12
遺伝子多型　36
イトラコナゾール　130
イマチニブメシル酸塩　134,136
イミプラミン塩酸塩　63
医薬品　3
医薬品、医療機器等の品質、有効性及び安全性の確保等に関する法律　3,100
医薬品医療機器等法　3
医薬品の安全性試験の実施に関する基準　7
医薬品の開発　7
医薬品の臨床試験の実施に関する基準　8
インスリン受容体　19
インスリン製剤　80
インターフェロン　132
インドメタシン　123
インフォームド・コンセント　3,8
インフルエンザ治療薬　132

エ
エステル結合　95
エストロゲン　83
エタノール　103
エナメル質形成不全　129
エノキサシン水和物　129
エリスロポエチン　110

エリスロマイシン　129
塩基性非ステロイド性抗炎症薬　122
炎症　118
エンドキサバン　109
エンベロープ　103

オ
オートクレーブ　100
オキシコドン塩酸塩水和物　114
オキシドール　101
オセルタミビルリン酸塩　132
オピオイド受容体　18,113
オフロキサシン　129

カ
過換気症候群　140
核内受容体　19
ガス麻酔薬　91
顎骨壊死　43,83,84
活性型ビタミンD_3薬　84
カナマイシン硫酸塩　129,131
カルシウム拮抗薬　69
カルシトニン（薬）　83,84
カルバゾクロム　107
カルバマゼピン　61,117
肝障害　41
間接作用　12

キ
気管支拡張薬　66,140
気管支喘息　40,140
気管支平滑筋収縮作用　120
拮抗作用　37
拮抗薬　16
揮発性麻酔薬　91
気密容器　5
吸収　29
急性中毒　43
吸入　26
吸入麻酔薬　90
凝固因子　105

競合性筋弛緩薬　98
競合的拮抗　37
狭心症治療薬　72
狭心症発作　139
強心薬　71
協力作用　37
局所作用　12
局所適用　23
局所麻酔薬中毒　141
巨赤芽球性貧血　41
キレート形成　129
金属腐食性　103
筋肉内注射　26

ク
クラリスロマイシン　129
グリコペプチド系　129
グルクロン酸抱合　30
グルココルチコイド受容体　20,121
グルタチオン抱合　30
グルタラール　102
グレイ（灰色）症候群　129
グレープフルーツジュース　44
クロニジン塩酸塩　50
クロモグリク酸ナトリウム　125
クロラムフェニコール　129
クロルフェニラミン　125
クロルプロマジン塩酸塩　63
クロルヘキシジン塩酸塩　102

ケ
経口適用　23
経粘膜適用　26
経皮適用　26
劇薬　4
ケタミン塩酸塩　93
血液／ガス分配係数　91
血液脳関門　30,95,141
血管拡張　119
血管収縮薬　95,96
血管透過性　119

索引

血管迷走神経反射　138
血漿アルブミン　30
血漿濃度曲線下面積　31
血小板　105
解毒薬　43
解熱性鎮痛薬　112,124
ケミカルメディエーター　118
原因療法　2,126
ゲンタマイシン硫酸塩　129

コ

降圧薬　69
抗アレルギー薬　124
抗アンドロゲン薬　134
抗炎症薬　120
抗感染作用　12
口腔乾燥（症）　42,55
口腔粘膜適用　26
抗けいれん作用　95
抗コリンエステラーゼ薬　98
交叉（差）耐性　36,126
抗真菌薬　44,126
高水準消毒　102
向精神薬　4
抗生物質抗がん剤　134
光線過敏症　40
酵素　21
酵素共役型受容体　19
抗てんかん薬　60
口内炎　135,136
抗ヒスタミン薬　67
抗不安薬　60
抗不整脈薬　72,95
興奮作用　11
高齢者　34
コカイン塩酸塩　95
呼吸性アルカローシス　140
呼吸抑制　140
呼吸抑制作用　114
骨粗鬆症　67
骨粗鬆症治療薬　82
コデインリン酸塩水和物　68,114
コリンエステラーゼ　21,54

コリンエステラーゼ阻害薬　53
コンプライアンス　3

サ

最小発育阻止濃度　127
再生不良性貧血　41,129
催吐作用　114
細胞壁合成阻害　126
細胞膜障害　126
催眠薬　58
サキナビルメシル酸塩　132
殺菌的作用　127
作用薬　16
サリン　54
サルブタモール硫酸塩　50,66,140
三環系抗うつ薬　44,63
酸性 NSAIDs（酸性非ステロイド性抗炎症薬）　122

シ

次亜塩素酸ナトリウム　101,102,103
ジアゼパム　60,61,96
時間依存性　127,128
ジギタリス　71
シクロオキシゲナーゼ　21,108,116,120,122
シクロスポリン　86
ジクロフェナクナトリウム　123
シクロホスファミド水和物　87,134,135
刺激作用　12
シスプラチン　134,135
持続性作用　12
室温　6
シトクロム P-450　30
ジドブジン　132
歯肉増殖　42,61,69
歯肉肥大　61,69,87
市販後調査　8
ジヒドロ葉酸還元酵素　135

ジフェンヒドラミン塩酸塩　125
ジブカイン塩酸塩　95
シプロフロキサシン　129
シメチジン　78
遮光容器　6
遮断薬　16
主作用　12,39
術中高血圧　139
受動拡散　94
受容体　16
消化性潰瘍治療薬　76
消毒用エタノール　102
小児　33
上皮成長因子（EGF）受容体　19
静脈内注射　25
静脈（内）麻酔薬　90,115
初回通過効果　23,30,139
処方せん　6,7
心筋梗塞発作　139
神経節遮断薬　56
心室性期外収縮　139
腎障害　41
身体的依存　37
侵害刺激　112
腎毒性　129

ス

スガマデクス　98
スキサメトニウム塩化物水和物　97
スコポラミン臭化水素酸塩水和物　54
スタチン類　81
ステロイド性抗炎症薬　120
ストレプトマイシン硫酸塩　129
スルピリン水和物　116
スルホニル尿素薬　80

セ

静菌的作用　127
制酸剤　44

精神的依存 37
生体感受性 33
生体利用率（生物学的利用能） 31,36
生物学的半減期 31
舌下投与 73
セツキシマブ 134,136
セビメリン 54
セボフルラン 91
全身作用 12
全身適用 23
喘息発作 120
選択作用 12
選沢的セロトニン再取込み阻害薬 64
線溶系 105
前臨床試験 7

ソ
相加作用 37
相乗作用 37
速効性作用 12

タ
第1相試験 8
第3相試験 8
代謝 30
代謝拮抗薬 134
対症療法 2,120
耐性 36,59,73
第2相試験 8
第8脳神経障害 129,131
体表面積 33
退薬症候 114,115
第4相試験 8
タキサン類 134
脱分極性筋弛緩薬 97
ダビガトラン 109
タモキシフェンクエン酸塩 134,136
炭酸水素ナトリウム 77
胆汁排泄 31
タンパク質合成阻害 126

チ
チアジド系利尿薬 75
チアミラールナトリウム 59,93
チアラミド塩酸塩 123
チオペンタールナトリウム 59,93,96
蓄積 37
遅効性作用 12
致死作用 13
注射 25
中水準消毒 102
中枢作用 12
中枢神経障害 42
腸肝循環 31,71
聴力障害 129
直接作用 12
直腸内適用 26
治療係数 14
治療薬物モニタリング 14,71,87
チロシンキナーゼ型受容体 19
鎮咳作用 114
鎮咳薬 114
鎮痛作用 113,114,122

ツ
痛風治療薬 82

テ
テイコプラニン 129
低水準消毒 102
低分子化合物 134
テガフール 134,135
デキサメタゾン 122
デスフルラン 92
鉄芽球性貧血 41
テトラカイン塩酸塩 95
テトラサイクリン系抗菌薬 44,126

ト
統合失調症治療薬 63
糖尿病治療薬 44,80
特定生物由来製品 4
毒薬 4
ドセタキセル水和物 134,135
ドパミン塩酸塩 71
ドパミンD_2受容体 18,63
トブラマイシン 129
ドラッグ・デリバリー・システム（DDS） 27
トラネキサム酸 108
トラマドール塩酸塩 116
トランスグリコシダーゼ 129
トランスペプチダーゼ 129
トランスポーター 20
トリアゾラム 58
トリアムシノロンアセトニド 122
トロンビン 106,107
トロンボキサン 105,120

ナ
ナトリウムイオンチャネル 94
ナロキソン塩酸塩 116

ニ
ニコチン型（性）アセチルコリン受容体 17,97,98
ニコチン受容体 56
二次作用 12
二重盲検法 8,35
ニトログリセリン 72
ニフェジピン 69,73
日本薬局方 5
ニューキノロン系抗菌薬 42,44,126,128,129
尿中排泄 30
妊婦 34

ネ
ネオスチグミンメチル硫酸塩 54,98
粘膜刺激性 103

索引

ノ
ノイラミニダーゼ　132
脳梗塞発作　139
濃度依存性　127,128
ノルアドレナリン　50
ノンコンプライアンス　3

ハ
パーキンソン病治療薬　62
バイオアベイラビリティ　31,36
配合注意　7
配合不可　7
配合不適　7
排泄　30
パクリタキセル　135,136
白金製剤　134
歯の形成不全と着色　43
歯の着色　129
パラソルモン　84
ハルナック　33
バルビツール酸系　59
バルプロ酸ナトリウム　61
ハロタン　44,92
バンコマイシン塩酸塩　129

ヒ
非イオン型　29,94
皮下注射　26
非競合的拮抗　37
非経口適用　25
ピシバニール　87
微小管機能を阻害する薬物　134
ヒスタミン　119
ヒスタミン（H_1、H_2）受容体　18,19,125
非ステロイド性抗炎症薬　44,120
ビスホスホネート関連（系薬）　43,44,83
非選択性β遮断薬　44
非脱分極性筋弛緩薬　97,98
ビタミンB_6　110
ビタミンB_{12}　110
ビタミンC　107
ビタミンD　82
ビタミンD受容体　20
ビタミンK（$_2$薬）　84,107
ビダラビン　131
非特異的エステラーゼ　115
ヒト免疫不全ウイルス（HIV）感染症治療薬　132
ヒドロコルチゾン　122
皮内注射　26
ピリドンカルボン酸　128
ピリミジン代謝拮抗薬　134
ピレンゼピン塩酸塩水和物　78
ピロカルピン塩酸塩　54
ビンアルカロイド類　134
ビンクリスチン硫酸塩　134,136

フ
フィブリノゲン　106
フィブリノゲン製剤　107
フェニトイン　61
フェノバルビタール　59,60
フェリプレシン　96
フェンタニルクエン酸塩　115
フォンダパリヌクス　109
副甲状腺ホルモン　82
副甲状腺ホルモン薬　84
副作用　12,40
副腎皮質ステロイド薬　67
副腎不全　67
フタラール　102
ブチルスコポラミン臭化物　78
ブピバカイン塩酸塩水和物　95
ブプレノルフィン塩酸塩　115
ブラジキニン　119
プラスミン　106
プラセボ効果　8,35
プラゾシン塩酸塩　51,70
プラバスタチンナトリウム　81
プリロカイン塩酸塩　140
プリン代謝拮抗薬　134
フルオロウラシル　134,135
フルニトラゼパム　58
フルマゼニル　59
ブレオマイシン塩酸塩　134,135
プレドニゾロン　122
プロカイン塩酸塩　95
プロスタグランジン　120
フロセミド　70,74
ブロッカー　16
プロドラッグ　30,132
プロトロンビン時間　110
プロトロンビン時間 国際標準比　110
プロトンポンプ阻害薬　78
プロピトカイン塩酸塩　95,96,140
プロプラノロール塩酸塩　51,70,72
プロポフォール　93,115
分子標的治療薬　134
分布　30

ヘ
併用　36
ベクロニウム臭化物　98
ペチジン塩酸塩　115
ヘパリンナトリウム　109
ベラドンナアルカロイド　54
ヘルペスウイルス感染症治療薬　131
ベンジルペニシリンカリウム　58,129
ベンゼトニウム塩化物　101,102
ベンゾジアゼピン　58
ペンタゾシン　115

ホ
補充作用　11
補充療法　3
ホスホジエステラーゼ　21

ホスホリパーゼ A₂ 119,121
ポビドンヨード 102

マ
マイトマイシン C 134,135
マクロライド系 126,129
麻酔深度 92
末梢作用 12
麻薬 4
麻薬拮抗性鎮痛薬 112,115
麻薬拮抗薬 116
麻薬性鎮痛薬 112
慢性中毒 43

ミ
味覚障害 43
ミコナゾール硝酸塩 130
ミダゾラム 96
密封容器 5
密閉容器 5

ム
ムスカリン 54
ムスカリン(型アセチルコリン)受容体 53,98

メ
メタンフェタミン塩酸塩 52
メトトレキサート 87,134,135
メトヘモグロビン血症 140
メピバカイン塩酸塩 95
メフェナム酸 123
メルカプトプリン水和物 134,135
免疫強化薬 132
免疫グロブリン 87
免疫抑制(薬) 67,86

モ
モノアミンオキシダーゼ 21,52
モノクロナール抗体 134
モルヒネ塩酸塩水和物 113

門脈 30

ヤ
薬疹 124
薬物アレルギー 40
薬物依存 68
薬物相互作用 44
薬物動態学 10
薬物の体内動態 29
薬物療法 2
薬力学 10
薬理作用 13

ユ
有害作用 13,40
有機リン剤 98

ヨ
溶血性貧血 41
葉酸代謝拮抗薬 134
用量反応曲線 13
抑制作用 11
予防療法 2

リ
リガンド 16
リゾチーム塩酸塩 68
リドカイン塩酸塩 72,95,96
リトナビル 132
利尿薬 70
リバーロキサバン 109
リファンピシン 131
リポキシゲナーゼ 120
リポコルチン 121
リボソーム 126
硫酸抱合 30
リンコマイシン塩酸塩水和物 129
臨床試験 7

ル
ループ利尿薬 74

レ
冷所 6
レセプター 16
レボドパ 62
レミフェンタニル塩酸塩 115
連用 36

ロ
ロイコトリエン 120
ロキソプロフェンナトリウム水和物 123
ロクロニウム臭化物 98
ロピバカイン塩酸塩水和物 95

ワ
ワルファリンカリウム 44,108

※索引中の医薬品名は、薬局方に基づいた名称で記載しています。

参考文献

石田　甫ほか編著：歯科薬理学．改訂第5版，東京：医歯薬出版，2014．
大浦　清編：コアリーダー歯科薬理学．東京：学建書院，2002．
全国歯科衛生士教育協議会編：新歯科衛生士教本　薬理学．改訂第2版，東京：医歯薬出版，2016．
田中千賀子ほか：NEW薬理学．改訂第6版，東京：南江堂，2014．
鈴木　肇（代表者）：南山堂医学大辞典．20版，東京：南山堂，2015．
高久史磨ほか：治療薬マニュアル2016．東京：医学書院，2016．
筒井健機ほか：歯科薬物療法学　第5版．東京：一世出版，2015．
加藤有三ほか：現代歯科薬理学　第5版．東京：医歯薬出版，2014．
樋口宗史ほか：ラング・デール薬理学．新潟：西村書店，2011．
柳澤輝行ほか：カッツング薬理学エッセンシャル．東京：丸善出版，2012．
柳澤輝行ほか：カッツング薬理学．原著10版，東京：丸善出版，2009．
渡邊康裕：カラーイラストで学ぶ集中講義薬理学．東京：メジィカルビィー社，2015．
石井邦雄：はじめの一歩のイラスト薬理学．東京：羊土社，2013．
http://www.pmda.go.jp/PmdaSearch/iyakuDetail/GeneralList/4240405A1（Accessed 11/07/2016））

この度は弊社の書籍をご購入いただき、誠にありがとうございました。
本書籍に掲載内容の更新や訂正があった際は、弊社ホームページ「追加情報」にてお知らせいたします。下記のURLまたはQRコードをご利用ください。

http://www.nagasueshoten.co.jp/extra.html

ポイントがよくわかる シンプル歯科薬理学　　　　　　　　　　　　　　　　　ISBN 978-4-8160-1319-5

ⓒ 2017.1.21　第1版　第1刷　　　　　編集委員　　大浦　清　坂上　宏　戸苅彰史
　　　　　　　　　　　　　　　　　　　　　　　　二藤　彰　山﨑　純
　　　　　　　　　　　　　　　　　　発行者　　　永末英樹
　　　　　　　　　　　　　　　　　　印刷・製本　株式会社 シナノ パブリッシング プレス

　　　　　　発行所　　株式会社　永末書店
　　　　　〒602-8446　京都市上京区五辻通大宮西入五辻町69-2
　　（本社）電話 075-415-7280　FAX 075-415-7290　（東京店）電話 03-3812-7180　FAX 03-3812-7181
　　　　　　　　　永末書店 ホームページ　http://www.nagasueshoten.co.jp

＊内容の誤り、内容についての質問は、編集部までご連絡ください。
＊刊行後に本書に掲載している情報などの変更箇所および誤植が確認された場合、弊社ホームページにて訂正させていただきます。
＊乱丁・落丁の場合はお取り替えいたしますので、本社・商品センター（075-415-7280）までお申し出ください。
・本書の複製権・翻訳権・翻案権・上映権・譲渡権・貸与権・公衆送信権（送信可能化権を含む）は、株式会社永末書店が保有します。

JCOPY　＜（社）出版者著作権管理機構 委託出版物＞

本書の無断複写は著作権法上での例外を除き禁じられています。複写される場合は、そのつど事前に、（社）出版者著作権管理機構（電話 03-3513-6969、FAX 03-3513-6979、e-mail: info@jcopy.or.jp）の許諾を得てください。